Online Partnersuche ent

SIE SUCHT IHN

7 Insidertipps, wie Sie auf Online Dating Seiten wie Parship, eDarling und ElitePartner jetzt Ihre grosse Liebe für eine glückliche Partnerschaft finden

ROSEMARIE BALLMER

SIE SUCHT IHN

HAFTUNGSAUSSCHLUSS

I
Über die Autorin

Rosemarie Ballmer ist Top Expertin für Online Partnersuche und erfüllende, köstliche Liebesbeziehungen, Speakerin und eine internationale Bestsellerautorin. Rosemarie ist Partnersuche Mentorin aus Leidenschaft. Sie weiss aus eigener Erfahrung, wie schmerzhaft es ist, wenn sich der Lebenstraum von der grossen Liebe einfach nicht zu verwirklichen scheint. In romantischer Hinsicht war ihre Vergangenheit gepflastert mit grossen Träumen, langen Phasen als ungewollter Single und gescheiterten, unbefriedigenden Beziehungen mit Männern, die nicht zu ihr passten. Zwei frustrierende Online Dating Versuche schienen ihren Misserfolg in Liebesdingen endgültig zu zementieren.

Über zwei Jahrzehnte experimentierte sie mit allen möglichen Methoden, um endlich ihren Traumpartner zu finden. Doch das lang ersehnte Glück in der Liebe kam erst, nachdem sie den Online Dating Code geknackt und begriffen hatte, dass sie sich mit dem richtigen Mindset die Liebe erschaffen konnte, die sie sich ein Leben lang gewünscht hatte. Keine zwei Monate später lernte sie ihren wunderbaren Liebes- und Lebenspartner Dani über eine Online Partnervermittlung kennen. Das war kurz nach ihrem sechsundvierzigsten Geburtstag.

Rosemarie entwickelte daraufhin ihre *„Glück² Formel"*, die ihren Erfolg als Partnersuche Mentorin einläutete. In ihrer *„Glück² Formel"* kombiniert sie die besten Strategien für eine wirklich clevere Online Partnersuche mit dem exakt richtigen

Mindset, das auf eine legendär glückliche Liebe ausgerichtet ist. Denn äussere Veränderung findet immer zuerst im Innern statt. Rosemaries ist ebenfalls bekannt für ihre einzigartige Methode, ein garantiert unwiderstehliches und authentisches Online Dating Profil zu verfassen, das sich von allen anderen 08/15 Profilen abhebt und Klassemänner anzieht, die zu einer Klassefrau passen.

In Coachings und Webinaren zeigt Rosemarie smarten Berufsfrauen, wie sie mit nie gekannter Leichtigkeit ihren Seelenpartner finden und gemeinsam eine erfüllende, köstliche Liebe aufbauen können. Und das selbstverständlich auch jenseits von vierzig. Als Spezialistin für das Gesetz der Anziehung weiss sie mit Sicherheit, dass jede Frau Traumfrau Potenzial hat und sich mit dem notwendigen Wissen ihren Lebenstraum von einer wirklich grossen Liebe mit dem passenden Partner erfüllen kann.

Rosemarie lebt heute mit ihrem wunderbaren Partner Dani in der Nähe von Luzern.

Kontaktdaten:

www.siesuchtihnbuch.ch

www.rosemarieballmer.ch

Rosemaries Blog: www.rosemarieballmer.ch/blog

E-Mail: rosemarie@rosemarieballmer.ch

Facebook: www.facebook.com/rosemarieballmer.coaching

Info zur *geschlossenen* Facebook Gruppe *„Glück Hoch 2"* finden Sie auf: www.rosemarieballmer.ch/fb

II

Partneranfragen an meine Coaching Klientinnen mit unwiderstehlichem Profil

Das bekommen Sie, wenn Sie mit mir zusammenarbeiten oder meine Prinzipien und Insidertipps aus diesem Buch anwenden. Sehen Sie, was auch für Sie möglich ist:

„Hallo angehende Kunstmalerin! Nun, es gibt Profile auf dieser Plattform, die sind. Es gibt Profile auf dieser Plattform, die sind total anders! Deines, ja Deines ist genauso Eines, das nicht mehr loslässt. Mann liest es, Mann liest es täglich und findet, JA! Deine Art und Weise, wie du dich ausdrückst, fesselt, deine Vorlieben, Wünsche spiegeln sich bei mir, es macht Freude, dich hier zu lesen. Darum, genau darum will ich dich anschreiben, dir sagen, dass ich dich mega gerne kennenlernen möchte. Es würde mich freuen, ja sehr freuen, von dir zu lesen! Herzlichen Gruss ...“

Anfrage aus der Schweiz,
März 2015 (Geschäftsführer, 49 Jahre alt, 178 cm)

„Guten Tag unbekannte Milliardärin
Spontan wäre ich bereit, Deine vier Badeenten zu kidnappen, um somit ein Treffen mit Dir zu erpressen. ... Es macht Spass, Deine Antworten zu lesen, sehr natürlich, überhaupt nicht gekünstelt, humorvoll, einfach sympathisch. Bei Deinen beschriebenen Aktivitäten bekommt man spontan Lust diese mit Dir gemeinsam zu unternehmen und zu erleben – könnte grad mit Dir durchbrennen und dann mal schauen was sich daraus ergibt...“

Partneranfrage aus Deutschland,
März 2015 (Leiter Verkauf Innendienst, 50, 176 cm)

„... Lass mich in deiner Lebensgeschichte die noch fehlenden Glücksmomente zu der Milliarde beisteuern ;-) Hmmm ich bin hier auf der Suche nach einer Partnerin, mit der ich das Leben geniessen kann. Ich glaube noch an die grosse Liebe und bin ein unverbesserlicher Romantiker. Mir ist in der Beziehung wichtig, dass wir uns so akzeptieren, wie wir sind und nicht versuchen, den anderen zu ändern, das heisst nicht, dass wir uns nicht weiterentwickeln können. Ich bin sehr empathisch und mir ist Harmonie in der Beziehung sehr wichtig. Auch Nähe, Zärtlichkeit und Erotik sind für mich wichtige Attribute in einer Partnerschaft. Aber auch gemeinsam sich den Herausforderungen eines routinemässigen Alltags stellen und doch nicht die Spannung in der Beziehung verlieren. ...“

Partneranfrage aus der Schweiz,
März 2015 (Finanzchef/CFO, 53, 183 cm)

„Liebe (noch) Unbekannte
Wow – what a woman! Dein Profil gefällt mir sehr gut, Du musst eine interessante und originelle Frau sein – Du faszinierst. Zudem mag ich humorvolle, treue, genussbetonte, schlanke und attraktive Frauen... und Göttinnen, Liebhaberinnen – eben Dich...;-). Kurz: Ich möchte Dich sehr gerne kennen lernen. ...
Ich suche eine Partnerschaft auf Augenhöhe, frei von Machtspielen, dafür geprägt von gegenseitigem Geben und Nehmen, von Achtung, Respekt, Toleranz und einer grossen Portion Zärtlichkeit und Leidenschaft. Es wäre schön, wenn ich Dein Interesse auch geweckt habe – ich wage es, mich auf eine Nachricht von Dir zu freuen. Die rote Rose und die Flasche Wein stehen auf jeden Fall parat! Liebe Grüsse ...“

Partneranfrage aus der Schweiz,
März 2015 (Journalist, 58, 184 cm)

„Dieses Profil – einfach wow...“

Partneranfrage aus der Schweiz,
März 2015 (Immobilien, 54, 173 cm)

„Ich wollte dir gratulieren zu deinem Text welcher dich vorstellt. Er ist für mich der beste und abwechslungsreichste, den ich bis jetzt gelesen habe. Frisch, munter, überraschend etc. ...“

Partneranfrage aus der Schweiz,
März 2015 (Ingenieur, 59, 175 cm)

„Boah, das haut mich um – dein Text! Sehr schön!!! Ich teile vieles mit dir..."

Partneranfrage aus der Schweiz,
März 2015 (Manager, 48, 190 cm)

„wow du hast ja echt power im profil. und einiges an leben und auch an klarer ansage. Interessanter mensch, wie's aussieht. scheint, dass man die eigene stadt immer wieder neu entdecken kann ;-) gibt's noch was ungeschriebenes von dir, das ich unbedingt wissen sollte?..."

Partneranfrage aus der Schweiz,
Mai 2015 (Unternehmer, 45, 187 cm)

„Ich bin wahnsinnig beeindruckt von dem was du auf deinem Profil schreibst! Du bist nicht nur äusserst attraktiv, sondern scheinst auch viele, ganz besondere Qualitäten zu haben!!! Würde mich freuen, mehr von dir zu erfahren! ..."

Partneranfrage aus Österreich,
Juni 2015 (Business Manager, 44, 181 cm)

„Hey Du

Musste mehrmals schmunzeln beim Lesen Deines Profils! Du scheinst eine glückliche und zufriedene Frau zu sein. Und ja – bin bereit für die Liebe des Lebens ;-)
Herzlich ..."

Partneranfrage aus der Schweiz,
Juli 2015 (Rechtsanwalt, 52, 174 cm)

„hallo leider noch unbekannte... gerne schreibe ich dir ein paar zeilen... denn... wow... was für ein ansprechendes profil... jedenfalls aus meiner sicht... schön wie du dich und das dir wichtige hier beschrieben hast - und - was ich hier so lesen und sehen kann würde ich gerne auch in der realität erleben und kennenlernen wollen... schreib mir doch, wenn du bei mir (bei meinem profil) auch diese intentionen hast... das „bisschen distanz" sollte sich mit menschlicher/emotionaler/kognitiver nähe doch wohl am besten überbrücken lassen... lg..."

Partneranfrage aus der Schweiz,
Juli 2015 (Organisationsberater, 49, 173 cm)

„Hallo und guten Abend,
Zum ersten "Beschnuppern" schicke ich dir ein kühlendes, aber nicht kühles Lächeln durch den wunderschönen Sommerabend und hoffe, dass es bei dir gut ankommt...
Deine Lebenshaltung, die Sicht auf die Dinge, aber auch deine Vorstellungen vom Partner/Mensch an deiner Seite hat mich richtig eingenommen und sehr berührt, zudem verstehst du es enorm gut, in ein paar Sätzen viel von dir und deinen Wünschen preiszugeben...
Was mich auch sehr angesprochen hat, ist der gemeinsame Blick in die Zukunft, in der noch alles möglich sein kann..."

Partneranfrage aus der Schweiz,
Juli 2015 (Diagnostiker, 55, 176 cm)

„Hallo S.J., du bist nicht nur der Hammer, sondern der ganze Werkzeugkasten! Deine Aussagen treffen meine Gefühle absolut. Liebe Grüsse..."

Partneranfrage aus Deutschland,
August 2015 (Finanzdienstleister, 55, 176 cm)

„Hey S.
wenn man dich so liest bist du eigentlich unwiderstehlich, könnte Mann Dich auch rheinaufwärts ansiedeln ;-)? Herzlich..."

Partneranfrage aus der Schweiz,
August 2015 (Betriebsleiter, 48, 178 cm)

III
Widmung

Für meinen wunderbaren Liebes- und Lebenspartner Dani, der mir mit seiner bedingungslosen Liebe und Wertschätzung den Mut gegeben hat, meinem Herzen zu folgen und das Beste, das es gibt, die Liebe, zu meinem Beruf zu machen. Danke, dass Du mich zu ungeahnten Höhenflügen inspirierst und mich auf so vielen Ebenen immer wieder von Neuem begeisterst. Danke, dass die Liebe mit Dir so einfach und stimmig ist. Und danke, dass Du mein Clown bist, mit dem ich so herrlich lachen, das Leben geniessen und eine Menge Unsinn machen kann.

IV

Hinweis zu den Hilfreichen Ressourcen am Ende dieses Buches

Für einige Begriffe finden Sie am Ende des Buches Hilfreiche Ressourcen. Sie umfassen auch die entsprechenden Links zu den in diesem Buch erwähnten Online Partnervermittlungen, damit Sie sich diese ohne grossen Suchaufwand näher anschauen können, wenn Sie möchten.

Inhaltsverzeichnis

Vorwort

Sie sind eine Traumfrau, wissen Sie das? Keine Fantasiegestalt aus einer Hollywood Produktion, sondern eine reale Traumfrau, die mit beiden Beinen auf dem Boden steht, einen hellen Kopf und eine Fülle von Herzenswünschen und Herzensträumen hat, die nur darauf warten, dass Sie sie verwirklichen. Sie sind eine Traumfrau, die für den richtigen Mann das Beste ist, das ihm jemals passiert ist. Ich teile in diesem Buch meine eigene Geschichte mit Ihnen. Sie handelt von Niederlagen, Straucheln, bitterer Enttäuschung, jedoch auch von Hoffnung, Zuversicht und grösstem Glück in der Liebe.

Ich zeige mich deshalb so offen und verletzlich, weil ich Sie inspirieren möchte, in der Liebe auf keinen Fall aufzugeben. Sie sollen nicht auf dieselbe Geschichte reinfallen, der ich jahrzehntelang geglaubt hatte: Das Märchen nämlich, dass Ihre bisherigen Enttäuschungen in Beziehungsangelegenheiten irgendeine Bedeutung für Ihre strahlende Zukunft in der Liebe hätten. Heute lebe ich in einer beglückenden Liebesbeziehung mit einem Mann, den ich bewundere und dem ich vertraue, einem Mann, der mich inspiriert und immer wieder von Neuem begeistert. Ich weiss, dass das auch für Sie möglich ist! Deshalb teile ich mein Wissen mit Ihnen, das ich mir über die Jahre in der Online Partnersuche angeeignet habe.

SIE SUCHT IHN ist ein Online Partnersuche Ratgeber für smarte Berufsfrauen. Ich teile darin meine besten Strategien, wie Sie nicht bloss online daten, sondern auf wirklich clevere Art online daten können. Denn richtig genutzt, ist die Online Partnersuche das effektivste Mittel, um Ihren Traummann zu finden. Und richtig genutzt, macht das Online Daten eine Menge Spass. Eines der Kernstücke in diesem Buch ist meine einzigartige Methode, wie Sie ein garantiert unwiderstehliches und authentisches Online Dating Profil verfassen, das Sie aus der grossen Masse der 08/15 Profile hervorhebt und Klassemänner anzieht, die zu einer Klassefrau passen. Sie finden in diesem Buch nicht nur die einzelnen Zutaten, die es für ein wahres Hammerprofil braucht, sondern natürlich auch ein Beispiel, wie ein solches Profil aussehen könnte.

SIE SUCHT IHN ist jedoch mehr, als ein blosser Online Dating Ratgeber. Meiner Erfahrung nach braucht es für den Erfolg in der Liebe nicht nur das Know-how, wie clevere Online Partnersuche aussieht. Sie brauchen auch das richtige Mindset, die auf eine legendär glückliche Liebe ausgerichtete Denkweise und innere Überzeugung. Erst die Kombination von beidem bringt Sie zum Ziel Ihrer Träume: einer langfristig glücklichen Liebe mit einem fantastischen Partner. Aus diesem Grund finden Sie in *SIE SUCHT IHN* Hilfestellungen, wie Sie quasi die Psychologie des Erfolges meistern. Im Bonusteil präsentiere ich Ihnen das Gesetz der Anziehung, das Resonanzgesetz wie es manche nennen. Wenn Sie sich auf diese Reise mit mir einlassen, könnte dies nicht nur Ihr Liebesleben, sondern Ihr gesamtes Leben auf fast schon magische Weise verbessern. Diese Reise ist schlussendlich eine Reise zu Ihnen selbst, zu dem wunderbaren Wesen, das Sie sind: Sie sind eine geniale Gestalterin Ihrer Realität, die sich das grösste Glück und das allerbeste Leben erschaffen kann. Auf meiner jahrzehntelangen Odyssee zur Liebe habe ich dutzende von Methoden ausprobiert und wieder verworfen. Erst, als ich den Online Dating Code geknackt und mir das Wissen angeeignet hatte, wie ich das Gesetz der Anziehung zu meinem Vorteil nutzen kann, habe ich die Liebe meines Lebens gefunden. Ich weiss mit Sicherheit, dass Sie Ihre grössten Träume und tiefsten Wünsche in der Liebe leben können. Sie werden sehen, wie unerwartet leicht es ist, sich dieses Glück zu erschaffen. Sie finden im Buch immer wieder ***Traumfrau Tipps***. Das sind Bonustipps und aus meiner Sicht zentrale Schlüssel für eine erfolgreiche Partnersuche und eine langfristig glückliche Liebesbeziehung. Ich habe sie so genannt, weil ich möchte, dass Sie erkennen, was für ein wunderbares Wesen Sie sind und was für ein Geschenk Sie für Ihren Liebsten sein werden:

Für den richtigen Mann sind Sie ein wahr gewordener Traum, eine waschechte Traumfrau, die ihm eine ganz neue Dimension des Wortes „Liebe" eröffnet, die weibliche Göttin, die sein Herz zum Singen, seine Seele zum Fliegen und sein Gesicht zum Strahlen bringt.

Es ist definitiv Zeit, Ihr Traumfrau Potenzial zu leben!

Auf Sie und auf die ganz grosse, köstliche, beglückende Liebe!

Ihre Rosemarie Ballmer

1
Endlich Liebe!

„Aufgeben ist schlicht keine Option,
wenn es um Ihren Lebenstraum
von einer legendär glücklichen Liebesbeziehung
mit dem zu Ihnen passenden Partner geht."

Rosemarie Ballmer

Ich war viel zu spät dran! Und ich war aufgeregt! Das war zwar nicht mein erstes Date mit einem mir noch unbekannten Mann, den ich durch eine Online Partnervermittlung im Internet kennengelernt hatte. Aber dieses Mal, so sagte mir mein Bauchgefühl, könnte es vielleicht etwas ganz Besonderes sein. Bewusst zügelte ich meine Euphorie, weil ich wusste, dass ich einen Mann von Angesicht zu Angesicht sehen musste, bevor ich mir weiterführende Gedanken machen durfte. Dennoch schien dieses Mal etwas anders zu sein – auch wenn ich nicht genau erfassen konnte, was es war. Es hatte sich einfach von Anfang an irgendwie stimmig, klar und bestimmt angefühlt. Jetzt war ich also auf dem Weg zu meinem ersten Date mit Dani. Es war Freitagabend und ich war definitiv nicht die Einzige, die mit dem Auto unterwegs war. So ein Mist aber auch, dass ich erst derart spät von der Arbeit hatte losfahren können! Ich hasste es, zu spät zu kommen, und wollte auch mein Date nicht unnötig warten lassen. Dass ich den Weg zu unserem Treffpunkt nur ungefähr kannte, liess meine Nerven noch zusätzlich flattern.

Dani hatte mich drei Tage zuvor das erste Mal auf der Dating Plattform kontaktiert, bei der ich einundfünfzig Tage zuvor mein Profil aufgeschaltet hatte. Seine kurze Nachricht war sympathisch und von der locker-flirtenden Sorte, die mir auf Anhieb gefiel. Dass er keine Standardanfrage gemacht, sondern auf etwas Bezug genommen hatte, das in meinem Profil stand, machte die ganze Sache irgendwie persönlich und zauberte ein Lächeln auf meine Lippen. Natürlich antwortete ich ihm! Unsere nächsten Nachrichten flogen freudig hin und her, und bereits einen Tag später fragte er mich an, ob wir uns persönlich treffen könnten. Wow! Ein Mann mit Plan! Da unsere Wohnorte sechzig Kilometer entfernt voneinander lagen, schlug er für unser erstes Date ein hübsches Städtchen in der Mitte vor, was ich nur fair fand. Allerdings sagte ich ihm, dass ich zuerst mit ihm telefonieren müsse, bevor ich zu einem Date Ja sagen könne. Das fand er eine sehr gute Idee. Noch am selben Abend rief er mich an.

Irgendwie schon komisch, was eine Stimme so alles mit einem anstellen kann: Ich hätte ihm stundenlang zuhören können! Seine Stimme empfand ich als sehr angenehm und irgendwie sogar sexy, und er machte mit seiner offenen Art einen überaus sympathischen und ehrlichen Eindruck. Natürlich war es für uns beide etwas komisch, mit jemandem zu telefonieren, den man noch nie vorher gehört und gesehen hat, den man aber als möglichen Partner in Betracht zieht. Ich stellte diese Gedankengänge ab und konzentrierte mich einfach darauf, wie ich mich im Gespräch mit ihm fühlte. Und das war glasklar: Ich fühlte mich sehr wohl mit ihm! Nach unserem Telefongespräch freute ich mich so richtig auf unser Treffen und hoffte, dass auch der erste optische Eindruck beiderseits so gut ausfallen würde. Aus früheren Erfahrungen wusste ich, dass wir bereits in den ersten Sekunden wissen würden, ob das mit uns mehr als nur ein netter Abend ohne weitere Erwartungen werden könnte oder nicht. Genau das hatten wir auch bereits offen angesprochen und vereinbart, dass wir uns ohne Erwartungen treffen und einfach einmal schauen und den Dingen ihren Lauf lassen würden.

Danis Vorschlag für unser erstes Date war ein gemütlicher Spaziergang und anschliessend, falls wir uns bis dahin nicht bereits zerstritten hätten, ein Abendessen in einem kleinen Landgasthof. Das strahlend schöne Wetter schien unser erstes Zusammentreffen gutzuheissen – aber ich stoppte mehrmals am Tag ganz bewusst mein Kopfkino, das mir sehr gerne schon einen ganzen Liebesfilm gezeigt hätte, bevor wir uns überhaupt gesehen und beschnuppert hatten.

Gott sei Dank hatte mein Mini einige hübsche Pferdchen unter der Haube, so dass ich auf der Autobahn einiges an Zeit gut machen konnte. Kurz vor unserem Treffpunkt sah es zum Glück so aus, als ob ich es doch noch pünktlich schaffen würde. Das hätte ich auch – wenn ich nicht noch im letzten Moment aus purer Nervosität falsch abgebogen wäre... So etwas passierte mir immer, wenn ich aufgeregt war! Aber dann sah ich ihn endlich, wie er auf dem öffentlichen Parkplatz auf einem grossen Stein neben seinem Auto sass und mir erwartungsvoll entgegen sah. Bevor ich den Motor abgestellt hatte, wusste ich, dass mir dieser Mann gefällt. Ok. Er gefiel mir sogar sehr! Er trug der Witterung und unserem Vorhaben entsprechende sportliche Bekleidung, die ausgezeichnet zu ihm passte. Vor mir stand zwar kein grosser Mann, aber er sah verflixt gut aus und trug eine natürliche Selbstsicherheit und ein super sympathisches Lächeln, das ihn für mich auf Anhieb anziehend machte!

Oh oh... Zum Glück war ich zu nervös und abgelenkt, um auf meine Schmetterlinge zu achten, die in meinem Bauch schon anfingen, wie wild herumzuflattern und sich im Paartanz zu üben. Mit einer Entschuldigung für meine fünfminütige Verspätung auf den Lippen stieg ich aus meinem Auto, aber er wischte das mit einer spontanen Handbewegung weg und begrüsste mich herzlich. Wie sich herausstellte, wartete er bereits fünfundvierzig Minuten auf mich, weil er zu unserem ersten Date nicht zu spät kommen wollte. (Heiliger Bimbam, wenn ich das mit dem Mann verglich, der mich ein paar Stunden vor unserem Date per Textmitteilung um eine Verschiebung bat, nur um unser neues Date ein paar Stunden vorher per Textmitteilung ganz abzusagen...!) Dann drückte mir Dani ein Parkticket in die Hand und sagte, dass er das schon mal für mich gelöst habe. Ich sah ihn an und es klickte irgendwie...

Weil es so heiss war, hatte er mir auch noch ein Getränk mitgebracht. In weiser Voraussicht natürlich in frauenfreundlicher Lightversion. Ich glaube, spätestens da hatte er mich gewonnen! Das war der wunderbare Beginn, an dem unsere Liebesgeschichte ihren Anfang nahm. Das Datum, das wir in unsere Freundschaftsringe eingravieren liessen, war der darauffolgende frühe Morgen, als wir uns auf dem Parkplatz nach unserem unerwartet fantastischen Date verabschiedeten, um jeder für sich nach Hause zu fahren.

Auf dem Spaziergang erzählte er mir sehr offen von sich und auch kurz von seiner Expartnerin. Die respekt- und liebevolle Weise, wie er dies tat, sagte nicht nur viel über ihn aus, sondern zeigte mir, dass das die Art war, wie er auch mich behandeln würde: mit Respekt und Liebe. Beim anschliessenden Abendessen waren wir mehr mit uns selbst als mit dem Essen auf dem

Teller beschäftigt. Meine Schmetterlinge im Bauch spielten da schon eine ganze Weile verrückt. Paartanz konnte man das, was sie taten, nicht mehr nennen. Eher sprangen sie Trampolin und schlugen wie wild Saltos. Nach dem Essen, das gut oder nicht gut gewesen sein könnte (ich weiss es, ehrlich gesagt, nicht mehr), schauten wir uns noch ein Feuerwerk an, das im benachbarten Dorf gezündet wurde. Das war der passende Beginn des Feuerwerks unserer Liebe. Als wir wieder auf dem Parkplatz standen und uns schweren Herzens und gleichzeitig voller Freude voneinander verabschiedeten, war es fast 02:00 Uhr morgens. Die Zeit war in der Tat wie im Flug vergangen. Was für ein Abend – und was für ein wunderbarer Mann!

Wir verabredeten gleich unser nächstes Date und ich wusste, dass ich diesen Mann ganz bestimmt wieder sehen würde. Bevor ich zu Hause angekommen war, hatte ich schon Danis Textnachricht auf meinem Handy, die mir mitteilte, dass er gut zu Hause angekommen sei, dass er den Abend mit mir sehr genossen habe und dass er sich riesig freue, mich bald wieder zu sehen.

Ich konnte es kaum glauben, was geschehen war: Noch am Morgen hatte ich keine Ahnung, wie sehr sich mein Leben von einer Minute auf die andere verändern würde. Auch wenn ich noch nicht die Hand dafür ins Feuer gelegt hätte, dass dieser Mann die Liebe meines Lebens werden würde, wusste ich doch, dass gerade etwas Bedeutsames passiert war. Etwas Grosses, etwas, nach dem ich mein ganzes Leben lang gesucht hatte, schien endlich an seinen richtigen Platz gerückt zu sein. Ich spürte, wie mein Körper von der Erschütterung dieses Zurechtrückens immer noch leicht vibrierte. Gleichzeitig war da eine unglaubliche Ruhe in mir, die ich beim Thema Liebe zuvor noch nie gespürt hatte. Kann das Treffen mit jemandem, den man glückstrahlend lieben wird, heilend sein? Ich weiss es nicht! Ich weiss nur, dass sich die Liebe, die zuvor das Schmerzhafteste und Schwierigste in meinem Leben war, in diesem einen Moment für mich schlagartig in etwas einzigartig Wunderbares verwandelt hat. Ich wusste mit einer Sicherheit, die ich vorher nicht kannte, dass ich ab sofort nicht nur an diesem Wunder der Liebe Teil haben konnte, sondern dass ich ein integraler Teil dieses Wunders geworden bin. Rückblickend weiss ich, dass sich das so natürlich und stimmig anfühlte, weil ich schon immer Teil dieses Wunders der Liebe war. Nur hatte ich es selbst nie so sehen können, weil eine solche Liebe bisher nie Teil meiner Realität war. Ich konnte zwar sehen, dass andere diese Liebe lebten, aber mir selbst schien sie verwehrt zu sein.

Nach unserem ersten Date war ich freudig bereit und offen, das gemeinsame Potenzial von uns beiden zu erkunden. Es zeigte sich, dass Dani nicht nur einen klaren Plan vor Augen hatte, was uns betraf, sondern dass er auch Schritt für Schritt daran arbeitete, diesen Plan umzusetzen. Schon zwei Tage später schrieb er mir, dass er nur noch an mich denke und glaube, wir könnten unsere Träume zusammen verwirklichen. *Doppel Wow!* Von da an ging es im Eiltempo weiter mit uns. Er verkündete, dass er sich für mich entschieden und deshalb sein Profil auf der Partnerbörse gelöscht habe, was mir komplett die Sprache verschlug. Da ich selbst ein gebranntes Kind war, löschte ich mein Profil nicht sofort und liess mir von Dani zuerst Schritt für Schritt beweisen, dass er halten würde, was er mir bei unserem ersten Telefongespräch versprochen hatte: Dass er wusste, was er in der Liebe wollte. Dani hielt Wort und zeigte mir mit seinem Verhalten und mit jeder seiner Handlungen in aller Deutlichkeit, dass er mich und uns wollte!

Seit diesem Zeitpunkt habe ich meine sieben Sachen (ok, es waren etwas mehr als das) und meine Katze eingepackt und bin bei Dani in seinem Haus eingezogen. Bereitwillig hat er mir freie Hand gegeben, in seinem Haus meinen eigenen Stil einzubringen und natürlich mein eigenes Büro einzurichten. Von meinem gemütlichen Reich aus habe ich den wunderbarsten Blick auf unseren mit Blumen überquellenden Bauerngarten. Mein eigenes Haus habe ich verkauft und wir schauen uns mit einem halben Auge nach einem neuen gemeinsamen Heim um, in dem wir beide in Zukunft noch mehr davon verwirklichen können, was uns an unserem Zuhause wichtig ist.

Nicht nur der Umzug in einen sechzig Kilometer entfernten Wohnort war irgendwie stimmig und einfach. Auch der Anschluss an seine Familie und das Kennenlernen seiner Freunde verlief genauso problemlos. Ich erinnere mich noch ganz genau an den Tag, als ich Danis Mutter und ihren Partner das erste Mal kennengelernt habe. Auch wenn er mir schon bald gesagt hatte, dass seine Mutter eine ganz tolle Frau sei, die glücklich für ihn sei, dass er mich gefunden habe, war ich doch ähnlich nervös wie bei unserem ersten Date. Ich hätte mir wirklich keine Sorgen machen müssen: Danis Mutter und ihr Partner nahmen mich vorbehaltlos und mit offenen Armen als neues Familienmitglied auf. Genauso wie seine übrige Familie und sein ganzer Freundeskreis. Jetzt hatte ich nicht nur meinen wunderbaren Lebenspartner, sondern auch noch eine neue Familie dazu gewonnen! Da nach dem Tod meiner Eltern meine Kernfamilie praktisch nur noch aus meiner Schwester und mir besteht, ist es für mich grossartig, wieder zu einer grösseren Familie dazuzugehören. Mein eigener Freundeskreis hat sich mit Dani über Nacht verdoppelt. Damit meine ich nicht, dass Danis Freunde automatisch meine Freunde sein müssen.

Was passiert ist, ist effektiv viel schöner: Danis Freunde sind Menschen, mit denen ich einfach gerne zusammen bin und die mein Leben bereichern. Es sind Menschen, bei denen ich eine gegenseitige Wertschätzung und Unterstützung spüre, die mein Herz vor Freude hüpfen lässt. Ich fühle mich manchmal wie ein wahres Glückskind!

Wenn ich vergleiche, wie mein Leben als Single aussah, und mir vor Augen führe, um wie viel reicher mein Leben heute ist, dann staune ich. Ich war vorher nämlich keineswegs unglücklich. Ich war eine grundsätzlich mit sich und der Welt zufriedene Frau mit einem Lebenstraum von der grossen Liebe. Zum Glück wusste ich damals nicht, dass mein Leben noch so viel besser und ich noch um einiges glücklicher sein konnte! Lassen Sie mich ein paar Glücksmomente mit Ihnen teilen:

Da kommt also Ihr Liebster und sagt Ihnen, dass Sie sich ein bestimmtes Wochenende frei halten sollen. Als das Wochenende naht, gibt er Ihnen auf Anfrage ein paar Tipps, was Sie einpacken sollten (Badehose, schicken Rock und Schuhe oder doch eher Wanderschuhe, Regenjacke und Mütze?). Dann sitzen Sie in seinem Auto und haben immer noch keine Ahnung, wohin es gehen könnte. Bis Sie in der Ferne einen Berg sehen, der Ihnen bekannt vorkommt, dessen Namen Sie aber immer wieder mit dem eines anderen verwechseln. (Dani fragt mich jedes Mal, wenn wir den Pilatus und die Rigi sehen, welcher Berg das ist. Und ich habe dann jeweils eine fünfzigprozentige Chance, einen Treffer zu landen oder erneut sagen zu müssen, dass ich es halt immer noch nicht mit Sicherheit weiss. Das ist einfach so, wenn man im Flachland gross geworden ist!) Da ich den Namen des Berges sowieso wieder falsch im Kopf habe, rückt er endlich mit der Sprache raus:

Wir fahren für das Wochenende in ein wunderschönes Hotel hoch auf den Pilatus! Inklusive spannendem Vortrag eines landesweit bekannten Meteorologen über das Klima, einem überaus feinen Abendessen und einer Wanderung am Morgen, auf der wir mit einem herrlichen Sonnenaufgang und einer Gruppe von Gämsen belohnt werden. Dani hatte es wieder einmal geschafft, mich total zu überraschen!

Ich finde es super, wenn Dani kocht! Das sieht dann so aus, dass er den Grill anschmeisst und wir bei einem Glas Wein gemütlich zusammensitzen. Kochen kann er nämlich überhaupt nicht. Ich weiss nicht mal, ob er ein Spiegelei hinkriegen würde. Zwar behauptet er das vehement, aber gesehen habe ich es noch nie. Allerdings ist das nicht wirklich sein Fehler, da ich die Küche von Anfang an als mein Territorium annektiert habe. Das ist wohl, weil ich mit einem Vater als Koch gar nicht anders konnte, als das Kochen zu lieben!

Aber zurück zu Dani. Auch wenn er nicht kochen kann, grillieren kann er wie ein Weltmeister! Seine Augen funkeln jedes Mal begeistert, wenn er einen ganzen Fisch auf den Grill schmeissen und mich und unsere Gäste mit einem ganz besonders wild aussehenden Exemplar beeindrucken kann. Bei seinem ersten Riesenkerl, einem *Rascasse*, wusste man nicht, ob er ausgenommen und entschuppt auf dem Grill liegend nicht doch noch den einen oder anderen Finger abbeissen würde, so gefährlich sah der aus.

Es gibt Dinge im Haushalt, die definitiv nicht zu meinen Lieblingsaufgaben gehören: Staubsaugen oder Geschirrspüler Ausräumen zum Beispiel. Was bei ihm fröhlich pfeifend erledigt wird, wäre für mich einfach nur eine undankbare Pflichtübung. Deshalb geniesse ich es, dass wir die Aufgaben so aufteilen können, dass jeder das tut, was er gut und gerne macht. Während ich sicherlich mehr im Haus selbst mache, ist er derjenige, der dafür mehr im Garten arbeitet und zudem noch das Recycling übernimmt. Wenn Sie mich fragen, ist das eine klassische Win-win-Situation!

Mein Dani ist ein richtiger Clown – obwohl er sagt, dass ich einer sei. Aber glauben Sie mir, *er* ist der Clown! Er ist nämlich derjenige, der zum Abschluss eines Marathons auf der Ziellinie noch schnell ein Rad schlägt und am nächsten Tag zwar nirgends Muskelkater hat, dafür aber von seinen Zielkapriolen ein leichtes Ziehen in der Schulter verspürt. Er ist es auch, der mir sagte, dass er die Post aus unserem Briefkasten vor dem Haus holen würde, und einfach nicht mehr auftauchte. Als ich ihn suchen ging und verständnislos in alle Richtungen schaute, hörte ich ihn schliesslich hinter meinem Auto versteckt kichern. Die nächsten paar Minuten war er damit beschäftigt, vor Lachen nicht umzukippen.

Ich habe ein Prinzip: Solche Dinge darf man grundsätzlich nicht ungestraft durchgehen lassen! Ich räche mich beispielsweise, indem ich ihn beim Zähneputzen zum Lachen bringe. Als geborener Läufer bleibt ihm meist nichts anderes übrig, als mit der Zahnbürste im Mund glucksend davon zu rennen, wenn er nicht die ganze Zahnpasta über seinen Pyjama kleckern will. Aber manche Sauerei lohnt sich einfach! Was soll ich sagen: Spiel und Spass im Doppelpack schmecken sogar mit Zahnpasta im Mund ausgezeichnet!

In einer fantastischen Partnerschaft zu leben ist viel mehr, als Tisch und Bett zu teilen, die Wochenenden gemeinsam zu verbringen, am Abend gemütlich ein Glas Wein zu trinken oder zusammen in den Urlaub zu fahren. Es ist mehr, als Sex zu haben, Intimität zu geniessen, zu kuscheln, Nähe zu spüren, gemeinsam zu lachen, zu spielen, das Leben zu teilen. Teil einer fantastischen Liebesbeziehung zu sein, beinhaltet das Wissen, sich gegenseitig bedingungslos den Rücken zu stärken, egal, was kommt.

Das zeigte sich mir eindrücklich, als ich mich nach zweiundzwanzig Jahren als Juristin und Anwältin entschloss, meine gut bezahlte Stelle zu kündigen. Ich war einundzwanzig Jahre lang an einem Zivilgericht in leitender Stellung tätig, mehrheitlich auf dem Gebiet des Familienrechts. Eines Tages war etwas am Gericht vorgefallen, das derart gegen mein Integritätsgefühl verstiess, dass ich es unmöglich als Kleinigkeit abtun oder darüber hinwegsehen konnte. Durch diesen Vorfall wurde mir noch einmal überdeutlich gezeigt, dass ich mich in diesem Job schon länger nicht mehr hundert Prozent wohlgefühlt hatte. Mir wurde drastisch vor Augen geführt, dass ich nur einen Bruchteil dessen einbringen konnte, wer ich bin und was mir wichtig ist. Ich fühlte mich wie ein exotischer Vogel, dem die Flügel gestutzt waren. Und ich wollte fliegen, weil ich für das Fliegen geboren war! Auch wenn es schmerzte, war ich für diese Einsicht unendlich dankbar. Das Ganze war für mich auch deshalb so berührend, weil ich spürte, dass es um weit mehr ging als die blosse Suche nach einer neuen Stelle.

Ich spürte, dass dies meine grosse Chance war, endlich meine Berufung zu leben und nach einundzwanzig mit Trennungen und Scheidungen anderer Menschen angefüllten Jahren die Juristerei endgültig an den Nagel zu hängen, mich selbständig und die Liebe zu meinem Beruf zu machen. Was mir früher immer wie ein immenser Berg vorgekommen war, den ich unmöglich überqueren konnte, sah ich jetzt nur noch als ein weit offenes Feld mit ungeahnten Möglichkeiten, die mich einladend anstrahlten. Der Gedanke, mich ganz selbständig zu machen, jagte mir plötzlich keine Angst mehr ein. Gleich nach diesem Vorfall machte ich mich auf den Heimweg. Für einmal war ich dankbar, dass ich in einem Stau gelandet war, denn dies erlaubte mir, meine auseinanderstiebenden Gedanken zu sortieren und in Ruhe meine Möglichkeiten anzuschauen. Noch bevor ich zu Hause angekommen war, wusste ich, dass ich kündigen und meinen Traum, die Liebe zu meinem Beruf zu machen, verwirklichen würde. Zwar hatte ich noch keine Ahnung, wie ich das anstellen sollte, aber ich vertraute darauf, dass sich mir ein Weg erschliessen würde. Ja, ich habe diesen Entscheid selbst getroffen, aber Dani an meiner Seite zu wissen, verdanke ich, dass ich den Mut für diesen initialen Entscheid aufgebracht habe. Als ich Dani eröffnete, dass ich kündigen und mich selbständig machen würde, war seine Reaktion ein erfreutes „Endlich!“. Dann nahm er mich in seine Arme und versicherte mir, dass er immer für mich da sei und sein Verdienst auch für zwei, inklusiv fette Katze, ausreichen würde. Ist ja klar, dass bei mir die Tränen kullerten und dass er für die fette Katze noch mit einer Zahnpasta Revanche bezahlen musste...

Das Wissen, dass Dani felsenfest an mich glaubt – gerade auch in Momenten, in denen ich das vielleicht nicht tue - und mich bedingungslos liebt und unterstützt, ist für mich eines der grössten Geschenke, die es gibt. Dieses Glück hatte ich in meinem Leben jedoch bei weitem nicht immer! Ich habe Dani erst kurz nach meinem sechsundvierzigsten Geburtstag kennengelernt. Über Jahrzehnte glaubte ich, dass ich in Beziehungen einfach nicht gut bin. In romantischer Hinsicht war meine Vergangenheit gepflastert mit grossen Träumen, langen Phasen als ungewollter Single und gescheiterten, unbefriedigenden Beziehungen. Die Liebe schien meine nicht heilende Wunde zu sein. Es schmerzte knochentief, dass ich immer diejenige war, für die sich die Liebe einfach nicht zu erfüllen schien. Das änderte sich erst, als bei mir endlich der Groschen fiel und ich mich dazu entschloss, in Sachen Liebe die Hilfe eines Experten in Anspruch zu nehmen. Ich wusste, dass ich mir in der Liebe irgendwie selbst im Weg stand. Und wenn ich mir meine Vergangenheit ansah, wusste ich auch, dass ich diesen Knoten wohl nicht selbst lösen konnte. Es dauerte einen Moment, aber dann hatte ich realisiert, dass dieser Entscheid, Hilfe zu holen, kein peinliches Geständnis meines Scheiterns, sondern ein weiser Entscheid einer erfolgreichen Frau war, der mich im besten Fall zum Ziel meiner Träume bringen konnte. Hat es sich gelohnt? Schauen Sie auf meiner Facebook Seite nach. Dort poste ich immer wieder mal ein Foto von Dani und mir. Und lesen Sie meinen Blog, in dem ich Ihnen Online Dating- und Beziehungstipps verrate, damit auch Sie schon bald Ihr Traumfraupotenzial mit Ihrer grossen Liebe leben können!

Ich wünsche Ihnen ein ebenso grosses Glück, wie ich es heute lebe. Sie verdienen eine solche Liebe! Sie sind kein Opfer eines herzlosen Universums oder eines wankelmütigen Gottes, wenn es mit der Liebe bisher nicht geklappt hat. Sie sind weder ungeeignet für eine Liebesbeziehung noch ein hoffnungsloser Fall. Im Gegenteil weiss ich, dass eine fantastische Liebe für Sie möglich ist! Ich habe es selbst erlebt und habe mich in kurzer Zeit vom vermeintlichen Liebesdesaster zu einer glücklichen Partnerin in einer wunderschönen Liebesbeziehung verändert. Dabei bin ich weder jünger noch schöner als Sie und habe auch keine besseren Karten in der Liebe ausgeteilt bekommen, als Sie sie heute in der Hand halten. Sie sind mein Grund, weshalb ich meine Berufung zu meinem Beruf gemacht habe. Ich möchte Ihre

Inspiration sein, in Sachen Liebe ein erfolgreiches, neues Kapitel aufzuschlagen, damit Ihre Träume endlich Realität werden. Ich verrate Ihnen meine sieben Insidertipps bei der Online Partnersuche und gebe Ihnen etliche Bonustipps in Form von *Traumfrau Tipps*, wie ich es im Vorwort beschrieben habe. Schritt für Schritt zeige ich Ihnen, wie Sie Ihren Partner fürs Leben finden, damit Sie gemeinsam mit ihm Ihre eigene, glückliche Liebesgeschichte schreiben können. Und ich zeige Ihnen, dass nicht nur das Endergebnis Ihrer glücklichen Liebesbeziehung, sondern schon der Weg über eine Partnerbörse Spass machen kann. Freuen Sie sich jetzt schon auf Ihren Traumpartner und darauf, ihn mit Spiel, Spass, Lachen und locker-leichtem Flirten kennenzulernen! Ihr Mann fürs Leben wartet bereits auf Sie, seine unangefochtene Traumfrau!

Heute bin ich mit meiner grossen Liebe zusammen, dem Mann, der mich so liebt und so nimmt, wie ich bin. Der Mann, der mir immer wieder sagt, dass ich das Beste bin, das ihm in seinem Leben passiert ist. Der Mann, in dessen Augen ich schön bin, auch wenn ich am Morgen noch etwas zerknittert aussehe. Der Mann, der mir den Rücken stärkt und für mich da ist, wenn ich ihn brauche. Der Mann, der mich anspornt, noch authentischer zu sein und das zu tun, was für mich stimmig ist. Der Mann, der an mich glaubt, auch wenn ich Momente des Zweifelns habe. Der Mann, mit dem ich spannende Zukunftspläne schmieden kann. Der Mann, der mich regelmässig zum Lachen bringt und der mit mir Unsinn macht. Der Mann, dessen Glas meist halbvoll ist. Der Mann, der clever, beruflich erfolgreich und sympathisch entspannt ist. Der Mann, der kein Drama daraus macht, wenn ich mal mit dem linken Bein aufgestanden bin. Der Mann, der sich nie im Leben als spirituell bezeichnen würde, der aber achtsamer, grosszügiger, grosszügig denkender, netter, herzlicher, kommunikativer, effektiv spiritueller ist, als ich mir das wünschen könnte. Mein Marathon rennender Mann. Mein Held! Ich weiss, was mir Danis Unterstützung bedeutet hat, als ich mich entshieden habe, meinen gut bezahlten und sicheren Job am Gericht zu kündigen und fortan das zu machen, was mich wirklich erfüllt. Um ehrlich zu sein, bin ich nicht sicher, ob ich diesen Schritt ohne ihn gewagt hätte, den Mann, der mir zu Weihnachten eine Karte geschrieben hat, auf der folgender Satz stand: „Ich glaube an Dich!“

Stellen Sie sich vor, was für ein Potenzial Sie abrufen, was für Träume Sie verwirklichen, was für Freiräume Sie sich mit der uneingeschränkten Unterstützung Ihres Liebespartners erschaffen können!

Sie werden diesen Partner finden, wenn Sie jetzt nicht aufgeben. Versprochen!

2
Tausendundein Versuch den gordischen Knoten in der Liebe zu lösen

„Die grösste Entdeckung meiner Generation ist die,
dass der Mensch nur durch Änderung seiner Einstellung
sein Leben ändern kann."

William James

War ich eigentlich verhext – oder amüsierte sich das Universum auf meine Kosten? Irgendwie schien es bei mir mit der Liebe nie so richtig zu klappen. Ich verliebte mich regelmässig in die falschen Männer und zog, wie ein defekter Magnet, zielstrebig diejenigen an, die entweder gar keine Beziehung mit mir wollten, etwas Unverbindliches suchten, oder deren Vorstellung von einer Beziehung mit meiner komplett unvereinbar war, was die Qualität und Tiefe der Verbindung anbetraf. Die Männer, die hingegen Interesse an mir bekundeten, gefielen mir ganz einfach nicht und liessen überhaupt keine romantische Stimmung in mir aufkommen. Da ich nicht bereit war, in der Liebe einen so grossen Kompromiss einzugehen, kamen diese Männer für mich nicht in Betracht. Da ich auch nicht an Hexerei glaubte und grundsätzlich auf ein wohlmeinendes Universum vertraute, reifte mit den Jahren in mir die Einsicht, dass ich mir in Sachen Liebe ganz gewaltig selbst auf dem Schlauch stehe. Gleichzeitig hatte ich keine Ahnung, wie ich das ändern sollte, weil ich nicht wusste, was ich falsch machte, dass die Liebe bei mir jedes Mal mit Tränen anstatt dem grossen Glück endete. Es war für mich ein absolutes Rätsel, weshalb eine so natürliche Sache, wie die Liebe, bei mir so kompliziert war.

Zwischen meinen Beziehungen und Beziehungsversuchen, die ich hatte, lagen lange Pausen. Ich brauchte jeweils Monate, um mich wieder einigermassen aufzurappeln und mein gebrochenes Herz und mein angeknackstes Selbstwertgefühl zusammenzuflicken. Den Schmerz und die Enttäuschung, wenn wieder einmal eine Beziehung gescheitert war oder meine Liebe erneut nicht erwidert wurde, spürte ich wie Dolche in meinem Körper. Manchmal verzweifelte ich schier daran, dass etwas scheinbar so Selbstverständliches wie die Liebe anderen in meinem Umfeld so leicht von der Hand zu gehen schien, mich aber regelmässig scheitern liess. Schliesslich war ich ja kein Topf, auf den es partout keinen passenden Deckel gegeben hätte: Ich war eine beruflich erfolgreiche Frau anfangs vierzig, attraktiv, intelligent, optimistisch, mit einem ausgeglichenen, freundlichen Wesen, einem beständigen Freundeskreis – und der Bleikugel am Fuss, dass ich mit vierzig immer noch Single war.

Trotz der mehrheitlich positiven Attribute, die ich in mir sah, hätte ich in meinen dunkelsten Momenten keinen Fünfer auf mich gewettet, dass ich einmal meine eigene Liebesgeschichte schreiben würde. Schicksalsergebenheit war zwar nicht mein Ding. Aber manchmal kam schon der Gedanke, dass es mir vielleicht einfach nicht bestimmt sei, eine so erfüllende Liebe zu finden, wie ich sie mir erträumte... Was hatte ich nicht schon alles unternommen, um diesen gordischen Knoten in der Liebe zu lösen - um meinen Beziehungsstatus endlich von alleinstehend auf *in einer langfristig fantastischen, legendär glücklichen Beziehung* zu ändern! Rückblickend sehe ich, dass ich zwanzig Jahre lang von Pontius zu Pilatus gelaufen bin, um ein Problem zu lösen, das für mich nicht fassbar war und das ich deshalb auch nie wirklich zu fassen bekam.

Weder während meines Jurastudiums noch später in meiner beruflichen Laufbahn war mir der Richtige begegnet. Ich mochte meinen Beruf, insbesondere die Lebendigkeit der Gerichtsverhandlungen und die Begegnung mit immer neuen Parteien und Fallkonstellationen. Der analytische Teil in mir liebte es, wenn ich mich in einen neuen Fall hineinknien und für den Sachverhalt die passenden Gesetzesbestimmungen und eine Sinn gebende Begründung dafür finden konnte. Für mich war die Juristerei jedoch keine eigentliche Berufung. Trotz des analytischen Teils in mir übte das Zwischenmenschliche, das im Familienrecht zentral ist, für mich eine grössere Faszination als die reine Anwendung des Rechts aus.

Ebenfalls war meine persönliche Weiterentwicklung schon immer weit oben auf meiner Prioritätenliste zu finden. Ohne dass ich es näher hätte erklären können, war für mich klar, dass es auf dieser Welt mehr gibt, als ich mit meinen fünf Sinnen erfassen konnte. Das führte dazu, dass ich mich schon im Teenageralter mit spirituellen Themen beschäftigt und mit zwanzig Jahren Tarot Kurse belegt habe. Das hat mir zwar die Türe zu einer neuen, unbekannten Welt geöffnet. In Sachen Liebe hat es den grossen Knoten jedoch nicht gelöst. Aber ich muss der Fairness halber sagen, dass mich die Tarotkurse, die ich damals bei den mittlerweile verstorbenen Hajo Banzhaf und Brigitte Theler belegt hatte, sehr viel Spass gemacht und mich unter anderem zu einer spannenden Woche in Italien geführt haben. Dort lernte ich nicht nur zwei Freunde kennen, die mich seither zwar nicht ständig, dafür aber immer wieder auf meinem Weg begleiten, ich habe von dort auch meine super süsse, enorm eigenwillige, absolut nicht fette, aber komplett verfressene Katze mit nach Hause gebracht. Ich muss über mich selbst lachen, weil ich damit haargenau dem Klischee der Single Frau mittleren Alters ohne Kind, aber mit Katze entspreche! Aber ich stehe dazu und liebe meinen sturen Vierbeiner! Immerhin ist Fiorina jetzt nicht nur meine Katze, sondern unsere Katze – ausser sie zieht wieder einmal schlammige Spuren von der Katzentüre quer durch die Küche zum Futternapf und irgendwie im Zickzack zurück nach draussen. Dann redet Dani plötzlich wieder von *Deiner* Katze...

Bevor ich zu sehr abschweife, weil das mit dem Kinderersatz wohl wirklich etwas stimmt, komme ich wieder zu der unendlichen Geschichte meiner Lösungssuche zurück: Einmal, und ich bin dankbar, dass es bei diesem einen Mal geblieben ist, habe ich sogar die Hilfe eines Mediums in Anspruch genommen, was mich definitiv nicht weitergebracht, sondern nur Geld und vergebliche Hoffnung gekostet hat. Dann habe ich auf Empfehlung einer guten Freundin einige Jahre lang regelmässig einen Kinesiologen aufgesucht, damit aber leider auch nicht den erhofften Durchbruch in der Liebe erzielt. Allerdings hat mir das den Schubs gegeben, konkreter über meine Grenzen hinaus nach dem Ausschau zu halten, was mir nebst der Juristerei Spass machen könnte.

Als mein Vater an Krebs erkrankte und nach einem extrem aufreibenden Jahr starb, hatte ich das Gefühl, ich sei durch ein emotionales Schleuderprogramm gejagt worden. Mein Kinesiologe hatte mir in dieser Zeit von einem Buch über Rückführungen erzählt. Um meine eigene, nicht unproblematische Familiengeschichte aufzuarbeiten, liess ich in Österreich kurzentschlossen eine solche Rückführung machen. Das hat damals so viel Positives in mir ausgelöst, dass ich mich entschloss, in den USA genau diese Ausbildung als Hypnose- und Rückführungscoach zu machen. Gesagt, getan: Ich wurde zertifizierte Hypnose- und Rückführungstherapeutin sowie zertifizierte Life Between Lives Rückführungstherapeutin. Sieben Jahre lang machte ich den Spagat, arbeitete Teilzeit am Gericht und machte daneben Hypnose- und Rückführungs-Einzelsitzungen. Daneben hielt ich bei mehreren Organisationen Vorträge über den Nutzen und Zweck dieser Therapieart.

Da ich die einzige Person war, die diese Art von Rückführung in der Schweiz anbot, konnte ich mich über Klientenanfragen nicht beklagen. Auch die Resonanz über die Arbeit mit meinen Klienten war überwältigend. Viele meiner Klienten erkannten das erste Mal in ihrem Leben, dass sie aus so viel mehr bestanden als nur Körper und Verstand, dass sie tatsächlich wunderbare Wesen mit grenzenlosen Möglichkeiten waren. Dennoch spürte ich, wie die vier- bis fünfstündigen Sitzungen an meiner Energie zehrten und der bis zu einem gewissen Grad zu einer Rückführung gehörende Rückblick in die Vergangenheit für mich nicht mehr stimmig war. Ich wollte meinen Fokus mehr auf das Hier und Jetzt richten. Der Entschluss, meine Praxis nach sieben Jahren wieder zu schliessen, fiel mir sehr schwer, weil ich die Arbeit mit meinen Klienten liebte. Dennoch war der Entscheid für mich schlussendlich folgerichtig und ich ging wieder hauptberuflich zurück zu meinem Job als Juristin und Anwältin. Ich versprach mir jedoch selbst, dass ich mich weiter auf die Suche nach dem machen würde, was mein Herz so richtig zum Klingen bringen würde. Ich liess meine Augen schweifen und lernte immer wieder etwas Neues. Ich wurde EFT und

EmoTrance Practitioner, lernte Reiki I und II und gehörte längere Zeit einer Gruppe an, die regelmässig zum Familienstellen zusammenkam. Selbstverständlich wandte ich dies alles auch für mich selbst an, nicht zuletzt in der Hoffnung, endlich diesen gordischen Knoten in der Liebe zu lösen. Das Thema, das mich leider immer noch unverändert begleitete. Zweimal liess ich mir mein Horoskop und einmal mein numerologisches Gutachten erstellen, was mir einen vertieften Einblick in meine Persönlichkeit gab. Drei Jahre lang ging ich regelmässig zur Aura Soma Farbtherapie, die ich als sehr unterstützend empfand auf meinem Weg, das zu finden, was effektiv meine Bestimmung ist.

Dann kam die Zeit, als eine Freundin mich auf Esther Hicks respektive Abraham Hicks aufmerksam gemacht hat, welche die Grundlage für den Film und das Buch T*he Secret* geliefert hatten, auch wenn dieser Umstand vielleicht nicht so bekannt ist. Da mir das Gesetz der Anziehung und die sympathische, schnörkellose und authentische Weise, wie Esther Hicks es vermittelte, auf Anhieb gefiel, beschäftigte ich mich intensiv damit. Mir gefiel besonders, dass Esther Hicks so herrlich normal war, weil das ganz meiner Auffassung entspricht, wie Spiritualität gelebt werden kann.

Um spirituell zu sein, muss man meiner Ansicht nach nicht zu den eher schrägeren Vertretern dieser Gattung gehören, die sich mit einer besonders abgehobenen oder guruhaften Art Exklusivität verschaffen wollen. Solche „Lehrer" sind schlicht nicht mein Ding, und eine abgehoben esoterische Sprache ebenfalls nicht! Immerhin hatte ich ja selbst schon sehr vieles auf diesem Gebiet gemacht und war trotz (oder gerade wegen?) meines spirituellen Gedankenguts immer noch eine sehr gute und erfolgreiche Juristin, die mit beiden Beinen fest auf dem

Boden stand und über eine ausgeprägte Sozialkompetenz verfügte. Für mich sind alle Menschen spirituell, egal, ob sie sich selbst dieses Label verpassen oder nicht, ganz einfach, weil wir alle weit mehr als nur Körper und Verstand sind.

Man sollte also meinen, dass ich in meinem Leben genügend an mir gearbeitet hatte, um meinen Traum von der grossen Liebe zu verwirklichen. Immerhin schien ich die Weltmeisterin im Ausprobieren von verschiedenen Methoden zu sein. Aber die Realität sah so aus, dass bei mir in Sachen Romantik eine langjährige Dürreperiode herrschte. Im „normalen Leben", wie ich es damals empfand, schien ich einfach keinen passenden Partner finden zu können. Weder bei Freunden, im Beruf, im Ausgang noch beim Einkaufen war mir der Richtige bisher begegnet – auch nicht bei all den juristischen und nicht juristischen Kursen, die ich belegt hatte. Deshalb tauchte immer mal wieder das Thema Online Partnersuche in meinen Gedanken auf, obwohl ich, offen gesagt, nicht zu denjenigen gehören wollte, die ihren Partner im Netz kennenlernen mussten. In meiner Vorstellung war dies wenig Spass verheissend und eher etwas für gescheiterte Existenzen als für attraktive, erfolgreiche, sympathische und spirituelle Wesen wie mich, die dem Richtigen ein grosses Herz zu verschenken hatten.

Und dennoch musste ich der Wahrheit ins Auge blicken, dass es mir trotz aller Anstrengungen nicht gelungen war, meinen Traumpartner auf „normalem Weg" über Freunde oder den Beruf kennenzulernen. Irgendwann war das Bedürfnis, mir meinen Lebenstraum von der grossen Liebe zu verwirklichen, grösser als die Angst, mich vor aller Welt als Versagerin in der Liebe zu outen. Die Online Partnersuche schien mir der zwar verhasste, aber der einzig mögliche Weg zu sein, die Liebe zu finden.

2003/2004 war ich so weit, dass ich ohne Vorbereitung oder Recherche einen Kurzversuch auf einer Online Dating Plattform wagte. Nach einem hoffnungsvollen Start kam ich jedoch sehr schnell in Turbulenzen. Die Resonanz auf mein mit Herzblut geschriebenes Profil blieb bescheiden, und die zwei Dates, zu denen ich mich mit schlotternden Knien aufraffte, waren schlicht katastrophal! Dabei waren mir diese beiden Männer in unserem E-Mail Austausch als wohltuend normal und sympathisch erschienen.

Mein erstes Date machte sich an unserem Treffpunkt nicht einmal die Mühe, nach mir Ausschau zu halten. Er sass auf dem Boden und hatte seine Nase tief in ein Taschenbuch versenkt. Nachdem er mich endlich wahrgenommen hatte, weil ich praktisch auf seinen Füssen stand, waren seine ersten Worte, dass er heute entschieden habe, dass er noch nicht reif für eine neue Beziehung sei. Toll! Anstatt dieses Date unverzüglich als beendet zu erklären und den Schaden für mich dadurch in Grenzen zu halten, liess ich ihn die nächste halbe Stunde von seiner ehemaligen Partnerin erzählen, von der er sich getrennt hatte. Da er schon Kinotickets besorgt hatte, empfand ich es als unhöflich, ihn einfach damit stehen zu lassen, und begleitete ihn in den Film *Monster* mit Charlize Theron, in welchem sie eine Massenmörderin spielt, die hingerichtet wird. Wie passend für ein erstes Date! Heute kann ich nur fassungslos den Kopf schütteln, was ich da alles über mich ergehen liess!

Bei meinem zweiten Date wusste ich bereits auf den ersten Blick, dass mit uns beiden nie etwas werden könnte, das auch nur annähernd in Richtung Romantik geht. Aber leider machte ich auch da nicht auf dem Absatz kehrt, weil wir uns ja zum Essen verabredet hatten. Im Verlaufe des Abends zeigte sich dann, dass wir restlos inkompatibel waren. Es brauchte einige Anstrengung von uns beiden, dass wir uns nicht gegenseitig in die Haare gerieten. Diese zwei Dates waren auf brutale Weise ernüchternd für mich. Zudem konnte ich diese Achterbahn der Gefühle, die mich jedes Mal in rasanter Fahrt von hoffnungsvoll zu komplett frustriert brachte, nicht mehr ertragen. Nach meinem zweiten Date Desaster brach ich diesen halbherzigen Online Dating Versuch ab.

In den folgenden Jahren hatte ich ein paar Beziehungen, die jedoch nicht von Dauer waren und die auch nicht dem entsprachen, was ich mir in der Liebe wirklich wünschte. Ich glaube, ich war einfach froh und dankbar, dass ich im wirklichen Leben doch noch Männer anzuziehen schien – auch wenn sich herausstellte, dass sie nicht zu mir passten.

2009 tauchte in meinen Gedanken wieder die ungeliebte Online Partnersuche auf. Meine tiefsten Wünsche und Bedürfnisse, endlich meine eigene glückliche Liebesbeziehung zu erleben, waren erneut grösser als alle Ängste und Bedenken, die ich gegenüber der Online Partnersuche hatte. Ich wusste, dass ich natürlich einfach weiter darauf hoffen konnte, irgendwo und irgendwann meinem idealen Partner zu begegnen. Da mir dies jedoch bisher nicht gelungen war, wusste ich, dass ich auf eine neue Karte setzen musste, um andere Resultate als bisher zu bekommen. Ich musste bereit sein, einen Schritt aus meiner Komfortzone zu machen. Wenn ich mich schon für den mir so widerstrebenden Schritt der Online Partnersuche entscheiden würde, dann sollte es dieses Mal aber endgültig klappen. Juristinnen recherchieren gerne und gut: Also googelte ich die grössten Online Partnerportale in der deutschsprachigen Welt und vertiefte mich in etliche Vergleichsstudien.

Meine Recherchen halfen mir insoweit weiter, als dass ich mich nur noch zwischen drei bis vier Anbietern entscheiden musste, die mir als seriös und erfolgversprechend erschienen. Ich wählte einen Anbieter aus und meldete mich subito an, bevor ich kalte Füsse bekommen würde. Und dann ging es los mit dem Persönlichkeitstest, der bei mir ein mittleres Unbehagen verursachte. Nun gehörte ich also doch wieder zu denjenigen, die ihren Partner online suchen mussten. Und wenn dieses für mich letzte Mittel, zu dem ich mich erneut durchgerungen hatte, nicht klappen würde, was sollte dann für mich funktionieren? War es dann endgültig aus und fertig mit der Liebe? Ich kämpfte mich also durch den Persönlichkeitstest und so manche Frage, auf die ich keine eindeutige Antwort wusste – in der Hoffnung, bei diesem Test, bei dem man nicht durchfallen kann, nicht doch noch durchzufallen. Ich wollte sie schliesslich, diese fantastische Liebesbeziehung, die ich bisher nur vom Hörensagen her kannte.

Nach glücklich überstandenem Persönlichkeitstest (es konnte also wirklich niemand durchfallen) kam schon die nächste Hürde: Wie sollte ich mein Profil gestalten, so dass mein freundliches, sonniges Wesen und all die Liebe, die ich zu verschenken hatte, dem Richtigen ins Auge sprang, damit wir unseren gemeinsamen Traum verwirklichen konnten? Mein letztes Profil, das ich auf einer anderen Dating Seite aufgeschaltet hatte, hatte ja nicht gerade einen Massenandrang ausgelöst oder die passenden Männer angezogen. Ich war gut im Schreiben, das gab mir Zuversicht. Und ich konnte seit meinem letzten Online Dating Versuch auf fünf weitere Jahre Erfahrung zurückgreifen. Also haute ich mit Feuereifer in die Tasten und legte mein Herz und mein ganzes Sehnen nach einer dauerhaft glücklichen Liebesbeziehung in mein Profil.

Dann verbrachte ich die nächsten zwei Stunden damit, etwas Make-up aufzulegen und mit Photo Booth vor meinem Mac Model zu spielen. Seien wir ehrlich, als Single hatte ich schliesslich nicht sehr viele aktuelle Fotos von mir. Das Ergebnis meiner verschiedenen Outfits war gar nicht so übel. Einmal fix hochladen, dann noch meine Suche örtlich eingrenzen und los gehts, dachte ich. Was dann allerdings kam, war nicht mein Mr. Right, sondern die totale Überforderung!

Ich erhielt mehrere hundert Partnervorschläge und hatte keine Ahnung, wie ich aus dieser Masse den für mich idealen Mann identifizieren sollte. Natürlich kamen die Partnervorschläge geordnet nach dem Ergebnis der Übereinstimmung unserer Persönlichkeitstests und Profile. Dennoch gab es Dutzende von Männern, die gemäss Auswertung nur wenige Punkte auseinanderlagen. Ich fing an, mich geflissentlich durch die Profile der Männer zu klicken, angefangen mit denjenigen mit der höchsten Übereinstimmung. Leider waren sich alle Profile in dem Sinne ähnlich, dass sie reichlich nichtssagend und fantasielos daher kamen. Da ich mich für eine Plattform entschieden hatte, bei dem die Fotos zunächst nur verschwommen sichtbar sind, hatte ich auch keine visuellen Wegweiser. Vollkommen gestresst fiel ich in eine Art Kältestarre und tat erst einmal gar nichts. Schliesslich trafen die ersten Partneranfragen in meinem Postfach ein und ich verlegte mich darauf, einfach denjenigen Männern zurückzuschreiben, die mich kontaktierten. Endlich wurde es etwas persönlicher! Nur leider nicht wirklich auf die Art, wie ich es mir erträumt hatte. Ich traf auf Männer, die mich begeistert anschrieben und, kaum hatte ich ihnen zurückgeschrieben und meine Fotos für sie freigeschaltet, auf Nimmerwiedersehen verschwanden oder mein Profil kommentarlos und kaltschnäuzig wegklickten.

Die Message war klar: Foto gesehen und offensichtlich nicht für gut befunden! Es gab Männer, mit denen während Tagen spannende und lustige Nachrichten hin- und herflogen, die sich dann aber ebenfalls urplötzlich in den Nebel des Internets verabschiedeten, ohne mir ein erklärendes „ich bin dann mal weg", „ich denke, wir passen nicht zusammen" oder „ich habe jemand anderen kennengelernt" mitzuteilen. Ich erinnere mich auch noch genau an den Herrn, der mir in seiner zweiten E-Mail seine Massagedienste anbot. Ach ja, und da waren noch all die Männer, die lieber gleich ihre Telefonnummer angaben, anstatt sich die Mühe zu machen, zunächst mal eine nette Mitteilung zu schreiben.

Es war zum Verzweifeln! Anstatt auf charmante Flirtattacken traf ich auf eine harte Realität im Netz, die mit Romantik und Schmetterlingen im Bauch leider gar nichts zu tun hatte. Ich hasste diese Oberflächlichkeit, wo einzig mein Bild zu entscheiden schien, ob ein Mann mein Profil löschte oder nicht. Es verletzte mich, dass die Männer wie in einem Bildband einfach zum nächsten Bild weiterzublättern schienen, während ich versuchte, möglichst offen zu sein, was Äusserlichkeiten anbetraf. Mein Partner sollte mir zwar optisch gefallen, aber ein Adonis musste er beileibe nicht sein. Für mich zählten mehr die viel beschriebenen inneren Werte, eine positive Einstellung im Leben und ein freundliches Wesen. Ich wollte lieber einen Mann, der nett genug war, einer älteren Dame über die Strasse zu helfen, als einen Mann, der die ältere Dame gar nicht wahrnahm, weil er gerade seine Frisur in einem Schaufenster betrachtete. Das Problem war, dass ich mit meinen Wunschvorstellungen, den Partner nicht bloss über das Profilfoto zu definieren, nicht gerade den Nerv der Zeit getroffen zu haben schien. Als ich nach zwei Monaten im Netz und ständigem Austausch mit immer neuen Männern noch keine wirklich positiven Erfahrungen mit der Online Partnersuche gemacht hatte, stand ich kurz davor, ein zweites Mal aufzugeben, weil es mir einfach keinen Spass machte. Und dann kam, nennen wir ihn Christoph, der mir eine Partneranfrage schickte.

Seine lange E-Mail, bei der endlich einmal ein Mann auf das einging, was ich in meinem Profil geschrieben hatte, startete unsere Beziehung. Unser erstes Date verlief trotz Nervosität super angenehm. Er machte alles richtig: Er wartete vor dem Restaurant, in dem wir uns verabredet hatten, auf mich. Er war aufmerksam, interessierte sich dafür, wer ich bin, was mir wichtig ist im Leben, und erzählte ausgiebig von sich. Zwar war es mir immer noch etwas peinlich, als er mich (für meinen Geschmack etwas zu laut und daher für den Nebentisch hörbar) fragte, warum ich mich bei einer Partnervermittlung angemeldet hätte. Aber eigentlich machten wir beide unsere Sache an diesem Abend richtig gut. Bevor wir uns verabschiedeten, verabredeten wir uns für ein zweites Date. Auf dem Nachhauseweg begleitete er mich zur Strassenbahn und wartete, bis ich sicher eingestiegen war, bevor er sich selbst auf den Heimweg machte. Ich war noch immer in der Strassenbahn, da schickte er mir schon die erste Textnachricht, in der er sich für den schönen Abend bedankte und mir eine gute Nacht wünschte. Endlich sah ich Licht am Ende des langen dunklen Tunnels! Ich war glücklich und voller Hoffnung, als die Wochen verstrichen und wir uns regelmässig verabredeten, gemeinsam zum Wandern gingen, gemeinsam kochten, spannende Gespräche führten, täglich miteinander telefonierten und Textnachrichten austauschten. Wir hatten irgendwie die gleiche Wellenlänge und teilten viele Interessen. Stellen Sie sich diesen Traum vor: Ein beruflich erfolgreicher Mann, der trotzdem offen Interesse an Spiritualität zeigt!

Ich schien endlich den Jackpot in der Liebe geknackt zu haben und blendete dabei vollkommen aus, dass er mir eines Abends sagte, dass er nicht in mich verliebt sei, dass das aber vielleicht noch wachsen könne, nur um am nächsten Tag mit einem grossen Blumenstrauss und einer Entschuldigung, dass er mir so einen Stress bereitet hatte, vor meiner Türe zu stehen.

Ich wollte diese Zeichen nicht als das erkennen, was sie in Wirklichkeit waren, weil es doch bestens lief zwischen uns - oder etwa nicht? Zudem war Christoph ein durch und durch netter Mensch, er hatte einen guten Job und war ein paar Jahre älter als ich, also im genau richtigen Alter, so dachte ich damals. Die Realität, die ich so vorzüglich verdrängte, sah anders aus: Zwischen uns war kaum ein Knistern vorhanden und wir benahmen uns wie beste Freunde und nicht wie ein Liebespaar. Christoph hatte sich mir gegenüber nie verbindlich geäussert. Er hatte nie gesagt, dass er mein Freund im Sinne von Liebespartner sei. Trotzdem hatte ich in einem Anfall von Euphorie aufgehört, mich auf der Online Plattform mit anderen Männern auszutauschen, und hatte mich alleine auf ihn konzentriert. Deshalb traf es mich, blind wie ich war, völlig unvorbereitet, als mir Christoph nach drei Monaten eröffnete, dass er bei einem Medium gewesen sei, welches ihm bestätigt habe, dass ich seine spirituelle Schwester sei. Er werde jetzt versuchen, seine Exfreundin zurückzugewinnen, die ihn verlassen hatte und die seine wirkliche Seelenpartnerin sei.

Wenigstens hatte er die Audio Aufnahme von der medialen Sitzung zu Hause vergessen, sonst hätte ich mir das Ganze wohl noch im Originalton anhören müssen, während er mit mitfühlendem Gesicht an meinem Küchentisch sass. Auch wenn ich schon mehr als nur eine ungesunde Beziehung in meinem

Leben gehabt hatte, noch nie hatte jemand den Supergau gezündet und mir gesagt, dass ich für ihn wie ein Schwesterchen sei! Ich war geschockt und tief verletzt. Wenigstens hatte Christoph dramatisch von seinem Glanz verloren, da ein Mann, der zum Schlussmachen ein Medium aufsuchen muss, definitiv nicht mein Traummann sein konnte – egal, wie spirituell er sich nennt. Mein Herz war, wieder einmal, gebrochen und es tat einfach nur weh.

Kurz zuvor, als ich Christoph schon kannte, war meine Mutter gestorben, und ich wusste einen Moment lang effektiv nicht, ob ich es dieses Mal schaffen würde, mich aus all dem Schmerz zu befreien und mein Herz wieder einigermassen zusammenzuflicken. Als ob es nicht schon genug schmerzte, stellte ich mir all die verletzenden Fragen, die mein Selbstwertgefühl nur noch mehr verminderten: Warum scheint mir das Universum die Liebe vorzuenthalten? Ist es einfach nicht meine Bestimmung, in diesem Leben einen liebevollen Partner an meiner Seite zu haben, der ein uneingeschränktes Ja zu mir sagt? Bin ich nicht gut/attraktiv/jung/schlank genug, um eine so wunderbare Liebesbeziehung zu leben, wie ich sie mir seit Jahren wünsche? Was stimmt bloss nicht mit mir?

Wie um mich selbst zu bestrafen für dieses erneute Scheitern, traf ich bald darauf einen Mann, der so gar nicht zu mir passte, mit dem ich aber trotzdem einen One Night Stand hatte. Das Gleiche wiederholte sich mit einem anderen Mann, bevor ich begriff, dass zu schnell zu viel Nähe keine gute Voraussetzung ist, wenn man echte Liebe sucht. Da es mir nach der Online Partnersuche schlechter ging als zuvor, war für mich klar, dass ich dieses Experiment endgültig beenden würde. Ich wollte nicht noch einmal so tief enttäuscht und verletzt werden.

Damals wusste ich noch nicht, dass meine Auszeit vom Daten - besser gesagt meine Auszeit von der Liebe - volle dreieinhalb Jahre dauern würde. Während dreieinhalb Jahren gelang mir der zweifelhafte Erfolg, eines meiner tiefsten Bedürfnisse zu verdrängen: mein absolut gesundes Verlangen, endlich eine glückliche und verbindliche Beziehung zu leben mit einem Partner, der ähnliche Wertvorstellungen und Ziele hat und mit dem mich ein tiefes Band aus Liebe, gegenseitiger Wertschätzung, Freude und Spass verbindet.

Ich hätte garantiert jeden ausgelacht, der mir gesagt hätte, dass ich meine grosse Liebe Dani dreieinhalb Jahre später über die gleiche Online Partnervermittlung kennenlernen würde!

Ich habe dieses Buch für Sie geschrieben, um Ihnen auf der Suche nach der Liebe den Gang von Pontius zu Pilatus zu ersparen. Damit Sie weder von Medien zu Astrologen noch von Reiki-Kundigen zu Kinesiologen rennen müssen, um mit Freude und Spass Ihren wunderbaren, zu Ihnen passenden Lebens- und Liebespartner zu finden. Ich habe dieses Buch für Sie geschrieben, um Ihnen zu zeigen, dass die Online Partnersuche eine grossartige, weil äusserst erfolgversprechende Methode ist, um jetzt den Mann Ihres Lebens zu finden. Ich habe dieses Buch für Sie geschrieben, damit Sie den Mut fassen, sich wieder auf Ihren Lebenstraum von der grossen Liebe zu fokussieren. Ich habe dieses Buch für Sie geschrieben, damit Ihre Reise zu Ihrem Traumpartner zuversichtlich, freudig und schwungvoll beginnt und von einem Feuerwerk aus erfüllter Liebe gekrönt wird. Ich habe dieses Buch für Sie geschrieben, weil ich weiss, dass auch Ihre grosse Liebe da draussen ist und darauf wartet, Sie endlich kennenzulernen und mit Ihnen gemeinsam eine wunderbar glückliche Beziehung aufzubauen.

In den dreieinhalb Jahren Liebespause, die ich mir auferlegt hatte, habe ich einen Weg gefunden, wie ich nach einundfünfzig Tagen auf einer Online Partnervermittlungsseite meinen Traumpartner Dani kennenlernen konnte. In diesem Buch zeige ich Ihnen, wie einfach es mit dem richtigen Know-how ausgerüstet sein kann, Ihren Traummann zu finden.

Wenn es Ihr tiefster Wunsch und Ihr innerstes Bedürfnis ist, eine legendär glückliche Liebesbeziehung mit einem wundervollen Mann zu leben, dann können Sie dies auch verwirklichen. Ich weiss es aus eigener Erfahrung.

Auf gehts zur Liebe Ihres Lebens!

3

Clevere Berufsfrauen entscheiden sich für die Online Partnersuche

„Meine Liebe,
Du hattest die Macht schon die ganze Zeit!"

Glinda, die gute Hexe aus: Der Zauberer von Oz

3.1 Traumhafte Erfolgsquoten

Der Trend, den Partner fürs Leben mit Hilfe einer Online Partnerbörse zu finden, ist ungebrochen. Eine erschwingliche Investition und ein paar Klicks versprechen das lang ersehnte Glück in der Liebe. Es erstaunt deshalb nicht, dass der Online Dating Markt boomt. Die grossen Online Partnervermittlungen im deutschsprachigen Raum, Parship, eDarling, ElitePartner und be2, haben jeweils hunderttausende von aktiven Mitgliedern. Auf ihren Webseiten preisen sie eine bis zu zweiundvierzigprozentige Erfolgsquote an. Dass diese Erfolgsquote meines Erachtens noch viel höher sein könnte, darauf komme ich noch zurück.

Daneben gibt es hunderte von kleineren und kleinsten Partnerbörsen, die ebenfalls auf den Erfolgszug der Online Partnersuche aufzuspringen versuchen. Denn mittlerweile nimmt jede dritte Beziehung im deutschsprachigen Raum im Internet ihren Anfang und jedes sechste Paar, das sich traut, hat sich online kennengelernt. Interessanterweise zeigen neuere Studien auch, dass das Segment der über fünfundvierzigjährigen Frauen und Männer die am schnellsten wachsende Gruppe bei den Online Partnerbörsen ist. Alleine in Danis und meinem Freundeskreis gibt es zwei weitere Paare, die sich, wie Dani und ich, über eine Online Plattform gefunden haben. Tendenz absolut steigend!

Wurden Sie schon einmal vom Blitz getroffen? Ich jedenfalls nicht. Sprüche wie „Es ist einfacher für eine Frau ab einem gewissen Alter vom Blitz getroffen zu werden, als den Mann fürs Leben zu finden." interessieren mich nicht! Für mich hat sich die Online Partnersuche als die einfachste und effektivste Möglichkeit entpuppt, meinen Partner fürs Leben zu finden, auch wenn ich kurz zuvor sechsundvierzig Jahre alt geworden bin. Dieses Resultat zählt für mich - insbesondere vor dem Hintergrund, dass ich jahrzehntelang immer wieder vieles ausprobiert hatte, das mich jedoch nicht zu meiner grossen Liebe geführt hat. Ich konnte dieses Resultat allerdings nur erreichen, weil ich mich zu einem wahren Online Dating Profi entwickelt habe, bevor ich das dritte Mal – und dieses Mal mit dem gewünschten Erfolg - online ging. Und ich konnte dieses Resultat ebenfalls nur erreichen, weil ich dieses Mal mit dem richtigen Mindset, der richtigen Denkweise, unterwegs war. Sie selbst müssen kein Profi werden, damit es mit der Online Partnersuche klappt. Profitieren Sie einfach von meiner Erfahrung und lernen Sie die notwendigen Tricks und Kniffe, damit auch Sie bald schon mit Ihrem Traumpartner zusammen sind.

3.2 Liebe ist das Wichtigste im Leben

Wenn Ihnen die Online Partnersuche schon traumhafte Erfolgsquoten bietet, dann sollten Sie zugreifen. Und zwar mit beiden Händen! Die Liebe ist nämlich das, was im Leben wirklich zählt. Mir wurde dieses kristallklare Bild vor Augen geführt, als meine Eltern starben. Seither ist es ein Teil von mir, den ich wie den wichtigsten Schatz hüte. Dass ich die Liebe zu meinem Beruf gemacht habe, erstaunt also nicht! Mein Vater verstarb 2005, meine Mutter 2009. Als meine Eltern im Sterben lagen, fiel der gesamt Ballast, den wir in unserer mehr als nur steinigen Beziehung angesammelt hatten (und das war eine ganze Menge!), einfach weg. Was kurz vor dem Ende blieb, als nichts anderes mehr zählte, war unsere gegenseitige Liebe füreinander. Ich spüre diese Liebe zu meinen beiden Eltern heute immer noch. Diese Erfahrung war so tiefgreifend, dass sie mein Leben drastisch veränderte. Intellektuell hatte ich schon immer gewusst, dass die Liebe für mich zentral ist. Nach dem Tod meiner Mutter wusste ich es nicht nur vom Verstand her, sondern fühlte es mit meinem ganzen Wesen. Von da an hatte ich den tiefen Wunsch, dass ich am Ende meines Lebens auf eine Fülle von Liebe zurückblicken wollte. In mir wuchs auch die Einsicht, dass ich die Prioritäten in meinem Leben neu ausrichten und Raum für die Liebe schaffen musste.

Die Liebe kommt in den verschiedensten Formen und Farben und trägt nicht notwendigerweise das Gewand der romantischen Liebe. Dennoch bedeutet es für die meisten von uns ein unglaubliches Glück, wenn wir Teil einer verbindlichen, liebevollen Beziehung mit einem wunderbaren Partner sind. Vielleicht wächst unser Glückslevel in einer Partnerschaft deshalb so rasant, weil eine glückliche Beziehung ein äusserst fruchtbarer Boden ist, um unsere Liebe in vollem Masse auszudrücken und die Liebe unseres Partners anzunehmen. Ich bin überzeugt, dass Ihr Leben jetzt schon voller Liebe ist. Aber ich weiss auch aus eigener Erfahrung, dass noch so viel mehr auf Sie wartet, wenn Sie den Mann Ihres Lebens gefunden haben und Ihren gemeinsamen Traum von einer authentischen, von beiden getragenen, unterstützenden, liebevollen, intimen Beziehung leben. Natürlich wird das Leben nicht aufhören, Ihnen Herausforderungen zu präsentieren, auch wenn Sie ihn gefunden haben. Gott sei Dank ist das so! Dadurch werden Sie immer wieder aufgefordert, Dinge aus einem anderen Blickwinkel zu betrachten, auf neue Arten zu denken und zu handeln und schlussendlich immer wieder einmal über Ihre empfundenen Grenzen hinauszuwachsen. Wir alle brauchen Herausforderungen, um zu wachsen. Aber gleichzeitig ist es so viel einfacher, einer Herausforderung mutig ins Auge zu sehen und sie sogar willkommen zu heissen, wenn da ein Liebespartner ist, der Ihnen jederzeit bedingungslos den Rücken stärkt.

Nützen Sie die traumhaften Erfolgsquoten bei der Online Partnersuche, um Ihr Leben mit unendlich viel Liebe zu bereichern!

3.3 Online Dating – what else?

Logisch ist Nespresso nicht der einzige Weg zu einem schnellen und guten Kaffee. Genauso wenig ist die Online Partnersuche der einzige Weg, den Mann Ihrer Träume zu finden. Vielleicht haben Sie aber, wie ich damals, seit Jahren schon nicht mehr gedatet. Vielleicht kommen Sie gerade aus einer langjährigen Beziehung und wissen nicht recht, wie Sie wieder in Dating Form kommen sollen. Vielleicht scheinen Sie immer irgendwie an die falschen Männer zu geraten und möchten dies ein für allemal ändern. Vielleicht haben Sie auch festgestellt, dass es als Frau ab einem gewissen Alter gar nicht mal so einfach ist, im Job, im Ausgang, auf einer Party von Freunden, im Supermarkt oder in der Strassenbahn von einem Mann mit Klasse angesprochen zu werden, der die gleichen Wertvorstellungen wie Sie hat, nicht am anderen Ende der Welt wohnt, single ist und mit dem die gegenseitige Chemie stimmt.

Egal, wie Ihre bisherige Geschichte aussieht, Online Dating kann das Gefährt sein, das Sie zur Erfüllung Ihrer Träume bringt. Ganz einfach, weil es clever gehandhabt eine zielorientierte Strategie ist, die funktioniert. Darauf zu warten, dass *er* eines Tages auftauchen wird, ist hingegen keine Strategie, sondern Schicksalsergebenheit, bestenfalls gemixt mit einem Schuss Hoffnung. Und mal ehrlich, so sehen Sie sich als clevere Berufsfrau weder im Job noch sonst im Leben. Als clevere Berufsfrau zögern Sie nicht, einen detaillierten Handlungsplan für ein berufliches Projekt zu erstellen und sowohl Zeit als auch Energie in dessen Planung und Umsetzung zu stecken. Die Liebe sollte einen mindestens so grossen Stellenwert haben wie die Arbeit und hat deshalb gleich viel Engagement und Aufmerksamkeit von Ihnen verdient. Es ist an der Zeit, dass Sie die Liebe in Ihre eigenen Hände nehmen und Ihr Glück nicht mehr dem Zufall oder dem Schicksal überlassen.

Wie ich bereits geschrieben habe, habe ich den Mann meiner Träume nach weniger als zwei Monaten auf einer Online Plattform kennengelernt. Verstehen Sie mich richtig: Das hier ist kein Wettbewerb! Und dennoch ist diese Zahl, *weniger als zwei Monate*, entscheidend. Sie zeigt nämlich, dass es möglich ist, von null Dates in dreieinhalb Jahren und einer Vergangenheit als vermeintliches Beziehungsdesaster zur alles verändernden und beglückenden Begegnung mit dem

Richtigen zu kommen. Ich kann Ihnen nicht versprechen, dass Sie ebenfalls in einundfünfzig Tagen und beim dritten Date Ihren Traumpartner treffen. Es kann sein, dass Sie ihm erst beim elften oder zweiunddreissigsten Date begegnen – und es kann ebenfalls sein, dass Sie ihm bei Ihrem ersten Date begegnen. Das spielt alles keine Rolle, weil Sie ihn treffen werden, solange Sie nicht aufgeben! Freuen Sie sich jetzt schon auf Ihren Mann, der garantiert in Ihr Leben treten wird, wenn Sie auch nach dem ersten, zweiten, fünften oder fünfzehnten Date nicht aufgeben. Seien Sie offen für die Möglichkeit, dass die Online Partnersuche Ihr Ticket für eine glückverheissende und funkensprühende Liebesgeschichte sein kann.

Und falls er Ihnen dann trotzdem zwischen dem sechzehnten und siebzehnten Date auf dem Nachhauseweg von der Arbeit im Bus begegnen sollte, dann sind Sie zu glücklich, als sich darüber zu beklagen, dass Sie unnütz Zeit und Geld für die Online Partnersuche ausgegeben haben. Ich würde wetten, dass Ihnen eine solche Begegnung im Bus nur deshalb passiert, weil Sie durch die Online Partnersuche so offen für und fokussiert auf die Liebe sind, dass Sie sie wie ein Magnet anziehen.

Wenn ich Ihnen wiederholt und nervtötend die Zahl Einundfünfzig um die Ohren schlage, dann tue ich dies, damit Sie mit Ihrem Verstand erkennen und mit Ihrem ganzen Wesen die Wahrheit aufnehmen, dass es auch für Sie möglich ist, in kurzer Zeit Ihren Traumpartner zu finden. Wenn Sie dieses Buch lesen, dann halten Sie es zumindest für möglich, dass Sie Ihren Liebsten online kennenlernen könnten. Wenn Sie jetzt dran bleiben, wird sich dieses Möglichkeitsdenken bald schon zu einem Gefühl von Wahrscheinlichkeit umwandeln, das sich dann Schritt für Schritt zur absoluten Sicherheit verdichtet.

Zur Sicherheit, dass Sie auf jeden Fall Ihre grosse Liebe anziehen werden. Herzliche Gratulation, einen Moment später sind Sie in Ihrer Liebesbeziehung angekommen! Ich kann es kaum erwarten, von Ihnen zu hören, welche magische Zahl Ihr Leben für immer verändern und auf köstlichste Art bereichern wird.

3.4 Der „Ich bin single"-Sticker

Haben Sie schon einmal in der Strassenbahn einen Mann gesehen, der einen Aufkleber auf dem Jackett oder T-Shirt trug mit der Aufschrift *„Ich bin single und suche nach meiner Traumfrau!"*? Nein? Ich auch nicht!

Die gute Nachricht ist, dass Sie prinzipiell einmal davon ausgehen können, auf einer Online Plattform Männer anzutreffen, die alle auf der Suche nach der Traumpartnerin sind. Ich sage ganz bewusst prinzipiell, weil es natürlich schwarze Schafe gibt, die ihren Status als single angeben, aber so wenig single sind, wie man sie als treu oder als guten Fang bezeichnen könnte. Bei meinem zweiten Online Dating Versuch habe ich beispielsweise einen Mann getroffen, dessen Profil ihn als „geschieden" auswies, der mir aber bei unserem ersten Date gestand, dass er da etwas geschummelt habe. Er war gerade mal getrennt, und das nicht mal gerichtlich. Zudem hatte er, um seine Erfolgschancen bei den etwas jüngeren Damen zu erhöhen, auch sein Alter geschönt. Sein wirkliches Alter, das er um fünf Jahre heruntergelogen hatte, hätte mich nicht gestört. Dass er es mit der Wahrheit nicht so genau nimmt, allerdings schon. Im Verlauf unseres Dates versicherte er mir zudem, dass er seiner Frau die ganzen Jahre immer treu gewesen sei – ausser dieses eine Mal, als er eine längere Affäre angefangen habe. Den Ausspruch „Ich bin nur ein bisschen schwanger" kennen Sie ja... Auch wenn ich kein Fan von Schwarz-Weiss-Malerei bin, die alle Grauschattierungen, die das Leben nun mal bietet, ausblendet, hat treu sein für mich doch eine ganz andere Bedeutung als für diesen Mann! Wenn Sie also das Gefühl haben, dass auf Online Dating Seiten gelogen wird, kann ich Ihnen beipflichten. Der springende Punkt ist aber, dass dort genauso viel gelogen wird wie im wirklichen Leben auch! Nicht mehr und nicht weniger. Im Netz laufen ebenso windige Typen herum, wie es die grundanständigen, ehrlichen Männer mit Klasse gibt, die sich nichts mehr wünschen, als eine smarte Frau mit Wärme, Witz, Intelligenz und Persönlichkeit zu finden. Auf Online Dating Seiten laufen die gleichen Männer herum, die Sie im wahren Leben in einem Café oder im Ausgang in einer Bar antreffen.

Bevor Sie sich jedoch an die Online Partnersuche heranwagen, sollten Sie die drei Hauptursachen kennen, die Sie immer einen frustrierenden Schritt von Ihrem Ziel *Traumpartner* entfernt halten, und wie Sie sie vermeiden.

Haben Sie Lust auf meine besten Online Dating- und Beziehungstipps, die garantiert funktionieren?

In meinem Blog bekommen Sie die besten Tipps für eine erfolgreiche Online Partnersuche und für erfüllende, köstliche Liebesbeziehungen:

www.rosemarieballmer.ch/blog

4
Die drei grössten Fehler, die Sie immer einen frustrierenden Schritt von Ihrem Traumpartner entfernt halten – und wie Sie sie vermeiden

„Kannst Du Dich daran erinnern, wer Du warst,
bevor Dir die Welt gesagt hat,
wer Du sein sollst?"

Danielle LaPorte

4.1 Fehler Nummer eins: Die „Eines Tages werde ich ihn schon finden"-Seifenblase

Zwischen Misserfolg und Erfolg oder tiefer Verletztheit und strahlendem Liebesglück lagen bei mir nicht nur dreieinhalb Jahre, sondern auch die Erkenntnis, dass es viel einfacher ist, auf einer Online Plattform einen fantastischen Partner zu finden, als ich es mir immer vorgestellt hatte. Und das Online Daten hat mir bei meinem letzten Versuch sogar Spass gemacht – weil ich wusste, wie ich auf clevere Art online daten konnte! Um Ihre grosse Liebe zu finden, müssen Sie weder zum Astrologen noch zu einem Medium gehen, ebenso wenig müssen Sie Ihr Liebesleben dreieinhalb Jahre auf Eis legen, wie ich das damals getan habe. Es geht so viel einfacher und erfolgreicher:

Den richtigen Partner online zu finden, ist erlernbar!

Glauben Sie mir, ich weiss aus eigener Erfahrung, wie schmerzhaft es ist, wenn sich der lebenslange Traum nach einer glücklichen Liebesbeziehung einfach nicht zu verwirklichen scheint. Manchmal fand ich es einfacher, meinen Traum zu ignorieren, ihn tief runter zu drücken oder sogar in einer unbefriedigenden Beziehung auszuharren, als Tag für Tag der Realität ins Gesicht zu starren, dass mein Liebesleben ganz und gar nicht meinen tiefsten Wünschen entsprach. Über lange Zeit habe ich auch eine Form des Aufgebens praktiziert, die ich die „eines Tages werde ich ihn schon finden…"-Seifenblase nenne. Zugegebenermassen ist das eine viel subtilere Art des Aufgebens als diejenige, die ich nach meiner letzten Erfahrung mit Christoph praktiziert hatte. Nach Christoph wollte ich mich nur noch vor weiteren Verletzungen schützen und nahm mich deshalb liebesmässig komplett aus dem Spiel. Während dieser dreieinhalb Jahre habe ich die Suche nach meinem Traumpartner ganz bewusst aufgegeben.

Diese viel subtilere Art des Aufgebens, das mantramässige Rezitieren von „Eines Tages werde ich ihn schon finden", übte ich unbewusst lange Jahre meines Erwachsenenlebens aus. Und dabei hätte ich jeden Eid geschworen, dass ich ganz und gar nicht aufgegeben, sondern mit aller Kraft nach der Liebe meines Lebens gesucht hatte. Immerhin hatte ich in den letzten zwanzig Jahren in Sachen Liebe die mehr oder minder nützliche Hilfe von Kinesiologen, Astrologen, Kartenlegern, Reiki Kundigen etc. in Anspruch genommen. Untätigkeit konnte man mir also definitiv nicht vorwerfen. Zudem befand ich mich in bester Gesellschaft meiner single Freundinnen. Wir tauschten uns regelmässig von Traumblase zu Traumblase aus und redeten davon, dass auch uns eines Tages bestimmt das grosse Glück hold sein würde. Dass wir einfach noch ein wenig Geduld haben müssten. Dass der Richtige schon kommen würde. Dass es uns ja auch als Single sehr gut gehe. Dass wir lieber glücklich alleine, als in einer unglücklichen Zweierkiste seien. Dass wir lieber noch etwas länger warten, dafür aber dann liebesmässig den Sechser im Lotto knacken würden.

Konjunktiv über Konjunktiv!

Heute kann ich nur den Kopf schütteln, dass wir das sogar als sich gegenseitig Mut zusprechen bezeichnet haben. Die Krux war, dass meine „Eines Tages werde ich ihn schon finden!"-Seifenblase kein Fundament hatte. Sie war nämlich keineswegs geprägt von einer unerschütterlichen Zuversicht, dass ich ihn schon bald in meine Arme schliessen konnte. Sie war nicht durchdrungen von der Überzeugung, dass in der Liebe auch ein Platz für mich vorgesehen war. Sie war nicht unterlegt von dem Gefühl, ihn schon fast berühren zu können, weil er schon so nahe war.

Immerhin liess ein Blick auf meine mit gescheiterten und unbefriedigenden Beziehungen gepflasterte Vergangenheit meine Chancen in der Liebe nicht gerade rosig aussehen. Kein Wunder, war mein inneres Selbstbild geprägt von Zweifeln, ob mein Wunsch nach einer legendären Liebesbeziehung mit einem wundervollen Mann irgendwann wirklich in Erfüllung gehen würde. Ich stützte all meine Hoffnung auf ein faires Universum, das mich nicht vom Liebesglück ausschliessen würde, mit dem es andere so selbstverständlich beschenkte.

Wirklich geglaubt habe ich das aber nicht. Denn wenn es mit der wahren Liebe bis vierzig noch nicht geklappt hatte, wie sollte es mir dann gelingen? Auch ich wurde weder jünger noch schöner. Ich weiss jetzt, dass meine „Eines Tages werde ich ihn schon finden!"-Seifenblase einfach eine schöne Verpackung für einen grossen Traum war, an dessen Verwirklichung ich aber nicht wirklich geglaubt habe. Die von mir gelebte Realität, das heisst meine lange Liste von unpassenden und verkorksten Beziehungen und Beziehungsversuchen, hatte selbst mich, die ansonsten unerschütterliche Optimistin, davon überzeugt, dass ich keine wirklich guten Chancen mehr hatte, meine grosse Liebe zu finden. Meine Träume offiziell zu Grabe zu tragen und einzugestehen, dass ich für den Rest meines Lebens auf eine glückbringende, lebendige Partnerschaft mit einem zu mir passenden Mann verzichten muss, das schaffte ich dann doch nicht. Das hätte mir wahrscheinlich das Herz gebrochen und mir den Lebenswillen genommen. Auch wenn ich innerlich aufgegeben hatte, wählte ich lieber die sanftere Variante meiner kuscheligen Seifenblase, in der ich immerhin noch von der grossen Liebe träumen konnte. Dieser Trost ist jedoch eine ganz schlechte Kopie des Originals und nicht damit zu vergleichen, endlich in einer glücklichen Beziehung zu leben.

Aus diesem Grund rüttle ich Sie wach, sich von Ihrer eigenen „Eines Tages werde ich ihn schon finden!"-Seifenblase zu verabschieden.

Es ist nämlich so: Wenn Sie *ihn* bis heute nicht gefunden haben, sollte das Beweis genug für Sie sein, dass Ihre bisherigen Strategien und Sichtweisen offensichtlich nicht den Erfolg in der Liebe bringen, den Sie sich so sehr wünschen. Ich bin mir bewusst, dass dies keine grosse Offenbarung, sondern eine ganz simple Wahrheit ist. Nur macht dieser so einfache und logische Punkt den Unterschied aus, ob Sie Ihrem Liebsten *irgendwann* (was unter Umständen auch nie heissen kann) oder *jetzt* begegnen! Und ich kann Ihnen versichern, dass *jetzt* weitaus schmackhafter ist, als eine ewig Wartende zu sein.

4.2 Fehler Nummer zwei: Wetten, dass das kleine Mädchen in Ihnen immer noch auf seinen Prinzen wartet?

Der Begriff des inneren Kindes gehört zu den modellhaften Betrachtungsweisen aus der psychotherapeutischen Arbeit. Sie kennen sicher das Zitat: *„Es ist nie zu spät für eine glückliche Kindheit"*, welches sowohl Erich Kästner als auch Milton Erickson, dem Begründer der modernen Hypnose, zugeschrieben wird. Gemeinsames Ziel aller Inneren-Kind-Arbeiten ist es, seelische Wunden aus der Vergangenheit oder Gegenwart zu heilen und nicht mehr hilfreiche Glaubens- oder Lebensmuster zu erkennen und loszulassen. Obwohl ich heute keine Hypnosebehandlungen mehr mache, weiss ich aus der früheren Arbeit mit meinen Hypnoseklienten, wie gross der Einfluss unserer inneren Kinder auf unser Leben und wie wichtig unsere Beziehung zu diesen jüngeren Anteilen ist.

Wenn ich Ihnen nun verschiedene Anteile von mir vorstelle und in der Mehrzahl von mir spreche, wenn ich meine inneren Kinder einbeziehe, dann müssen Sie keine Bedenken haben! Weder bin ich schizophren, noch werden Sie es werden, wenn Sie sich mit Ihren jüngeren Anteilen befassen und ihnen Gefühle und eine Stimme geben! Diese Methode nennt sich in der Hypnose *Parts Therapy*, also die Therapie der verschiedenen Anteile in uns. Wenn Sie mit Hypnose nichts am Hut haben, ist das absolut ok.

Viele andere Methoden bedienen sich nämlich ebenfalls dieses Werkzeugs, benennen es jedoch einfach anders. Nehmen Sie beispielsweise die Realitätsgestaltung, die ich in diesem Buch immer wieder anspreche, also das Gesetz der Anziehung resp. das Resonanzgesetz. Dort heisst die vergleichbare Technik „Soothing", also Beruhigen oder Besänftigen. Aber zurück zu den inneren Kindern: Von mir selbst sage ich immer, dass ich einen ganzen Kindergarten von kleinen Mädchen in mir trage, die jüngere Anteile von mir repräsentieren. Ich empfinde das grundsätzlich nicht als problematisch – solange mein erwachsenes Ich das Steuer meines Lebens in der Hand hält und nicht unbewusst meine inneren Kinder entscheiden, wie sie auf eine bestimmte Situation oder auf gewisse Themenbereiche meines Lebens reagieren. Wenn es um Spiel und Spass geht, so lasse ich mich sehr gerne von meinen inneren Kindern inspirieren. Wenn es allerdings um ein Thema geht, das mich beispielsweise als Zehnjährige vollkommen überfordert hat und mit dem ich dennoch mit den beschränkten Ressourcen dieses kleinen Mädchens umgehen musste, dann bin ich heute besser bedient, wenn ich dieses Thema als Erwachsene angehe, mit all den Erfahrungen und Ressourcen, die mir heute zur Verfügung stehen.

Tückischerweise laufen viele unserer Verhaltensmuster auf der rein unbewussten Ebene ab und wir bemerken lange nicht immer, wenn eines unserer inneren kleinen Mädchen anstelle der erwachsenen Frau, die wir heute sind, auf eine Situation reagiert. Das sind dann die berühmt-berüchtigten Momente, in denen wir retrospektiv sagen, dass bei uns gerade ein roter Knopf gedrückt wurde und wir aus unserer Erwachsenensicht völlig unangemessen reagiert haben, aber irgendwie gar nicht anders handeln konnten. Auch wenn das Ergebnis oft wenig wünschenswert ist, läuft bei der nächsten ähnlichen Situation wieder das gleiche alte Muster ab. Das geht so lange, bis wir uns bewusst sind, dass bei uns ein unbewusstes Muster abläuft. Logischerweise ist es dann nicht mehr unbewusst und wir können, wenn das nächste Mal dieser rote Knopf bei uns gedrückt wird, bewusst entscheiden, dass dieses Mal wir als erwachsene Frau das Steuer in die Hand nehmen und wir mit all den uns zur Verfügung stehenden Ressourcen auf angemessenere Art und Weise auf diese Situation reagieren wollen. Zugegebenermassen kann es vorkommen, dass das kleine Mädchen in uns noch ein paar Mal das Steuer an sich reisst, bis dieser eine rote Knopf endgültig entschärft ist. Aber wenn ein Muster einmal bewusst gemacht ist, haben wir die Macht, es zu verändern.

Eines dieser kleinen Mädchen in mir habe ich kennengelernt, als ich mich fragte, ob ich insgeheim noch darauf hoffte, von meinem Märchenprinzen gerettet und auf seinem weissen Pferd ins Traumland der erfüllten Liebe gebracht zu werden. Angesichts meines Alters, meines beruflichen Erfolges und meiner eigenen Einschätzung, dass ich durchaus emanzipiert bin und in der Regel niemanden brauche, der mich rettet, erachtete ich dies als eher unwahrscheinlich. Falscher hätte ich gar nicht liegen können!

Darf ich Ihnen die kleine Rosemarie vorstellen: Sie ist eine süsse kleine Bohne, etwas unsicher, aber ein innen und aussen äusserst liebenswertes Kind. Rosemarie kam schon mit dem Gefühl auf die Welt, dass die Liebe *das* Thema in ihrem Leben ist. Und sie hatte das Gefühl, dass es nicht einfach wird. Was es auch nicht war: Ihre Eltern stritten sich häufig, waren unglücklich mit sich selbst und in ihrer Beziehung. Sie sehnten sich nach Liebe und scheiterten doch daran, sich geliebt zu fühlen und der Familie eine feste Grundlage und stabile Basis aus Liebe geben zu können. Obschon ihre Eltern sie liebten und ihr absolut Bestes gaben, fühlte sich die kleine Rosemarie in diesem familiären Umfeld aus täglich heftigen Streitereien und Gebrüll alleine gelassen und ungeliebt. Insgeheim hoffte sie, einmal alles anders und besser zu machen. Als Vorlage dieser Hoffnung dienten ihr die „Ende gut, alles gut"-Märchen, in denen der Prinz seine Prinzessin findet. Später verschlang sie sämtliche Federica De Cesco Bücher, in denen zwar meist keine Prinzen und Prinzessinnen vorkommen, aber dennoch der junge Mann nach vielen Turbulenzen immer seine junge Frau findet.

Spulen wir zwanzig Jahre auf der Zeitachse vor: Leider war mir nicht bewusst, dass immer noch dieses „Prinz rette mich"-Muster in mir existierte. Das kleine Mädchen in mir wünschte sich immer noch, dass der Mann, der für mich bestimmt ist, mich irgendwo sehen, mich in der Folge als die Richtige erkennen, mich galant ansprechen, sofort Schmetterlinge in meinem Bauch zum Leben erwecken und von da an der perfekte Partner für mich sein würde. Das war die etwas modernere Fassung des Prinzen, der seine Prinzessin in der Liebe erkennt und mit ihr ins *und sie lebten glücklich bis an ihr Lebensende* reitet. Der Wilde Westen oder Tibet aus den De Cesco Büchern wurde zu meinem Alltag umfunktioniert. In meiner Vorstellung hätte *er* mich bei Freunden auf einer Party, in der Kassenschlange im Lebensmittelladen, auf der Post, in der Bahn, am Arbeitsplatz, im Fitnesscenter oder beim Joggen erkennen und ansprechen können. Ich hätte auch nichts dagegen gehabt, wenn Mr. Perfect einfach eines Tages an meiner Türe geklingelt hätte. Mit ein wenig Grauen erkannte ich, dass ein Teil von mir immer noch auf eine modernere Fassung eines Märchenprinzen hoffte. Ein imaginärer Märchenprinz, der mir in so manchen Kindheitsmomenten, wenn ich mich alleine gelassen und ungeliebt fühlte, Trost gespendet hatte. Für meine innere kleine Rosemarie brach eine Welt zusammen, als ich ihr jetzt als Erwachsene erklärte, dass dieses Märchen nicht Realität werden würde. Die Hoffnung, von einem liebenden Mann aus einem Gefühl von Ungeliebtsein gerettet zu werden, war lange Jahre ihr Zufluchtsort und ihr sicherer Hafen gewesen. Und diese Scheinsicherheit nahm ich ihr jetzt bewusst weg. Als erwachsene Rosemarie hatte ich zwar nichts gegen einen galanten Helden an meiner Seite einzuwenden, der mir zum Beispiel beim Wandern den Rucksack tragen oder mir die Restauranttüre öffnen würde. Aus meiner Arbeit als Hypnosecoach und meinen eigenen Erfahrungen mit dem Gesetz der Anziehung wusste ich mittlerweile, dass ich in Sachen Liebe nicht von jemand anderem gerettet werden konnte. Retten konnte nur ich mich selbst.

Die Liebe braucht einen fruchtbaren Boden, um zu gedeihen. Solange ich mich selbst ungeliebt und alleine fühlte, konnte die Liebe bei mir nicht gedeihen. Schlimmer noch, aus meinem Gefühl, alleine und ungeliebt zu sein, zog ich genau das an, auch wenn ich mir das Gegenteil wünschte. Aber natürlich liess ich mein kleines inneres Mädchen nicht heulend verzweifeln, sondern ich gab ihm anstatt seiner Sehnsucht nach dem Märchenprinzen etwas viel Besseres: In einem inneren Dialog erklärte ich der kleinen Rosemarie, dass wir zum einen nicht auf einen dämlichen Prinzen auf einem weissen Pferd warten müssen, um geliebt zu sein. Ich würde diesen Part übernehmen und alle meine inneren Kleinen lieben, wie sie noch nie in ihrem ganzen Leben geliebt wurden (und wie das auch der tollste Prinz nicht besser hinkriegen würde!). Meine Liebe, so versprach ich ihr, würde bedingungslos und ohne Wenn und Aber sein. Und ich zeigte ihr, dass ich nicht nur schöne Worte sprechen konnte, sondern dass diesen Worten Taten folgten. Zum anderen zeigte ich der kleinen Rosemarie, dass wir uns unser Glück selbst erschaffen können und nicht darauf warten müssen, irgendwann von Mr. Right entdeckt und erkannt zu werden. Ich versprach ihr, dass ich alles Notwendige dafür tun würde, den Mann meines Lebens zu finden und mit ihm die Liebe zu erschaffen und zu leben, von der wir schon so lange träumen.

Um noch einmal auf das Gesetz der Anziehung zurückzukommen, könnte Ihr inneres Gespräch beispielsweise so aussehen: *„Ich brauche keinen Märchenprinzen, der mich in der Liebe rettet. Jeder Mensch hat alles in sich, das er braucht, um zu lieben und geliebt zu werden. Ich bin keine Ausnahme! Zwar weiss ich noch nicht genau, wie ich meinen Traumpartner finden kann. Aber ich muss jetzt auch nicht den ganzen Weg kennen. Ich werde dieses Problem Schritt für Schritt angehen und herausfinden, wie ich mir die Liebe erschaffen kann, von der ich schon so lange träume. Gott sei Dank bin ich mir mehr und mehr bewusst, dass in meinem Leben schlussendlich immer alles klappt!"* Das ist klassisches „Soothing", das auch einen knallroten Knopf mit wenigen Sätzen entschärfen kann.

Ich weiss nicht, wie es bei Ihnen aussieht: Im wahren Leben hätte ich, trotz Charmeoffensive, keinen Unbekannten in mein Haus gelassen. Und *er* hatte, wenig überraschend, weder bei mir geklingelt noch war *er* mir irgendwo sonst über den Weg gelaufen. Ab einem bestimmten Alter sind auch die Herren der Schöpfung nicht mehr geneigt, eine Frau einfach so auf der Strasse anzusprechen. Ich kann es ihnen nicht verübeln, weil sie mit einem so mutigen Schritt wahrscheinlich über die Jahre hinweg mehr als nur eine Abfuhr der nicht besonders netten

Art kassiert haben. In meinem Fall hatte ich leider noch mit keinem Mann gleichzeitig das „wir sind füreinander bestimmt"-Lied angestimmt. Entweder dachte er, dass ich diejenige sei – was ich nicht dachte. Und noch häufiger dachte ich, dass er derjenige sei – woran er wiederum nicht im Traum dachte. Ich kann Ihnen also nur empfehlen, weiter auf das Märchen vom Prinzen auf dem weissen Pferd zu hoffen, der Sie in Sachen Liebe rettet, wenn Sie ein paar hundert Jahre Zeit und Lust zum Warten haben.

Irgendwie ist es erstaunlich, wie wir erwarten, dass das mit der Liebe einfach so klappen sollte, während wir in unserem Berufsumfeld ganz anders funktionieren. Wenn wir eine neue Herausforderung im Job suchen, kommt es uns kaum in den Sinn, einfach zu Hause abzuwarten und davon zu träumen, dass der richtige Arbeitgeber schon irgendwann anklopfen wird. Wir erwarten auch nicht, in der Supermarktschlange von unserem Traumarbeitgeber angesprochen zu werden. Wir überlegen uns, was wir in unserem nächsten Job brauchen, damit wir uns glücklich und lebendig fühlen. Wir machen vielleicht eine Zusatzausbildung, um die Chancen auf unsere Traumstelle zu erhöhen. Wir prüfen Jobangebote im Internet und in der Tageszeitung. Wir stellen unser Profil und unsere Jobanforderungen auf Xing oder LinkedIn und lassen Headhunter für uns arbeiten. Mit anderen Worten werden wir uns zuerst bewusst, was wir genau wollen, und handeln dann entsprechend, um unser Ziel zu erreichen. Wir planen nicht nur und wir handeln auch nicht nur: Wir tun beides! Vielleicht engagieren wir auch einen Businesscoach, wenn wir unsicher sind, wohin unsere Karriere führen soll, wir besuchen Seminare, wenn wir unser Fachwissen verbessern wollen. Wir belegen zeitaufwändige und kostenintensive Kurse, wenn wir die Fachrichtung ändern oder einen Karrieresprung machen wollen. Und wir tun dies, weil wir genau wissen, dass es sich schlussendlich für uns auszahlen wird. Nur in der Liebe sollte alles ganz von alleine und ohne Unterstützung gehen - ausser vielleicht Unterstützung in Form von Ratschlägen vertrauter Freundinnen. Weshalb eigentlich? Ich würde wetten, nicht, weil Ihnen Ihr Job wichtiger als die Liebe ist. Sonst würden Sie dieses Buch nicht lesen. Aber vielleicht, weil Ihnen Ihre innere Stimme sagt, dass die Liebe die natürlichste Sache der Welt ist, dass sie Ihr Geburtsrecht ist. Dass es in der Liebe einfach und problemlos gehen sollte und gehen kann. Und mit diesem Gefühl liegen Sie goldrichtig! Aber auch wenn die Liebe die einfachste Sache der Welt sein kann, haben Sie von Ihren Eltern wahrscheinlich keine Gebrauchsanweisung, und obendrein vielleicht kein gutes Vorbild, für eine glückliche Liebesbeziehung mitbekommen. Und natürlich hat der Unterrichtsstoff in der Schule das Thema „Wie finde ich meinen idealen Partner und erschaffe gemeinsam mit ihm eine dauerhaft glückliche Beziehung?“ nicht aufgeführt.

Tun Sie sich deshalb den Gefallen und holen Sie sich in der Liebe die Unterstützung, die Sie brauchen. Denn eines weiss ich: Aufgeben, auch in der kuscheligen Variante der „Eines Tages werde ich ihn schon finden!“-Seifenblase, ist keine Option! Es ist an der Zeit, Ihre Strategie zu ändern, wenn Ihr hauptsächlicher Plan bisher in *Warten und Hoffen* bestand. Wenn Ihr Traummann Sie noch nicht gefunden hat, sollten Sie das Märchen vom Prinzen auf dem weissen Pferd, der Sie in Sachen Liebe findet und rettet, sausen lassen. Sie brauchen dieses Märchen nicht, weil Sie alles in sich haben, um sich eine grosse Liebe mit einem wunderbaren Partner in Ihrer Realität zu erschaffen. Sie selbst haben es in der Hand, sich Ihren Lebenstraum zu erfüllen! Seien Sie Ihre eigene Ritterin auf dem weissen Pferd und geben Sie sich alles, was Sie brauchen, um glücklich zu sein. Sie verdienen das Beste! Sie verdienen alle Liebe und alles Glück auf dieser Welt! Sich alles zu geben, was Sie brauchen, beinhaltet auch, dass Sie neue Strategien wählen und zielgerichtet aktiv werden, um die grosse Liebe zu finden! Sie haben nichts zu verlieren, aber alles zu gewinnen!

Weil Sie dieses Buch lesen, hoffe ich, dass Ihre neue Strategie so aussieht, dass Sie sich mit einem Lächeln auf den Lippen als unbeabsichtigter Single outen und sich auf der Suche nach Ihrem fantastischen Lebenspartner dorthin begeben, wo Sie von einer grossen Auswahl von single Männern mit Klasse gefunden werden können: Auf einer Online Partnervermittlung! Am Ende des Tages kommt es nicht darauf an, *wo* Sie Ihren Liebsten kennengelernt haben, sondern *dass* Sie ihn kennengelernt haben. Als clevere Berufsfrau wissen Sie auch, dass Sie nicht immer alles alleine machen müssen. Vielleicht heisst Ihre neue Strategie deshalb auch, dass Sie sich in meiner brandneuen *geschlossenen* Facebook Gruppe *„Glück Hoch 2"* eine smarte Traumfrau Kollegin suchen, um gemeinsam mein Buch durchzuarbeiten und sich gegenseitig auf dem Weg zum Traummann zu unterstützen. Den Link sowie mehr Infos zu meiner Facebook Gruppe und wie Sie sich dort ein Support Team aufbauen können, erfahren Sie auf:
www.rosemarieballmer.ch/fb

4.3 Fehler Nummer drei: Die Perfektionsfalle

Perfektionismus ist ein psychologisches Konstrukt, welches das Streben nach Vollkommenheit und die übertriebene Fehlervermeidung vereinbart.

Darf ich vorstellen: In meinem inneren Kindergarten mischt auch eine kleine Miss Perfect mit. Sie stellt meist sehr hohe Ansprüche an sich (und damit an mich) und reagiert auf Fehler, die ich mache, grundsätzlich *not amused*. Sie kann sich manchmal so richtig ärgern, wenn ich einen überflüssigen Schreibfehler übersehen habe oder die Milch für Danis heisse Schokolade (wieder mal) übergelaufen ist, weil ich gedanklich schon an der übernächsten Aufgabe auf meinem Tagesplan war. Mittlerweile habe ich sie so weit, dass sie nicht gleich in Schamattacken verfällt, wenn ich unbeabsichtigt mit einem Zahnpastafleck auf dem T-Shirt zum Einkaufen fahre oder wenn Sie mir den einen oder anderen Tippfehler melden, der mir entgegen aller Bemühungen doch noch entgangen ist! Die innere Perfektionistin hat zwei Schwestern, mit denen sie ein Haus teilt: Da wäre einmal die innere Richterin und dann die innere Sklaventreiberin. Meist arbeiten alle zusammen, was dann etwa so aussieht:

Die innere Richterin findet immer etwas an Ihnen zum Kritisieren; das kann, muss aber nicht Ihr Äusseres sein. Vielleicht sind es auch nur Ihre Gedanken, die von ihr kritisiert oder gar zerfetzt werden. Ganz egal, wie viel und was Sie tun, für Ihre innere Richterin sind Sie nie gut genug. Deren Schwester, Ihre innere Sklaventreiberin, eilt ihr natürlich zu Hilfe und fordert in Ihren Gedanken, dass Sie schneller, höher und weiter springen, sprich, dass Sie besser werden, als Sie es sind, damit die Anforderungen der dritten Schwester, der Perfektionistin, erfüllt werden.

Nur sind deren Erwartungen leider vollkommen überzogen und illusorisch. Nach Meinung des Schwesterntrios sollten Sie nämlich schon gestern dort gewesen sein, wo Sie mit viel Glück und hohem Einsatz vielleicht übermorgen sein werden.

Haben Sie sich selbst schon einmal einen grossen Traum als unrealistisch oder verfrüht ausgeredet? Haben Sie sich schon einmal bewusst angehört, wie negativ Ihre inneren Selbstgespräche sein können, wenn Sie sich in einer Umkleidekabine im Spiegel betrachten oder wenn die Waage immer noch die verflixten drei Kilo zu viel anzeigt? Dann haben die drei unheilvollen Schwestern ganze Arbeit bei Ihnen geleistet. Aber glauben Sie ja nicht, dass Sie damit alleine sind. Sie sind es bei weitem nicht!

In Sachen Liebe sah das bei mir auch so aus, dass ich zuerst noch diese berühmten drei Kilo abnehmen wollte, bevor ich *ihm* begegnen würde. Es kam auch vor, dass ich mal keine Zeit dafür hatte, mir die Zehennägel anzumalen oder die Beine rechtzeitig zu epilieren. Ein gefundenes Fressen für meine innere Richterin und ein echtes No-Go für meine Miss Perfect, die mich in meinen Gedanken sofort als *noch nicht bereit* oder als *nicht gut genug* deklarierte. Vielfach hörte ich auch diese innere Stimme, die mir sagte, dass der Partnerschaftszug für mich sowieso längst abgefahren sei. Mein Tipp? Glauben Sie nicht alles, was Ihnen Ihre innere Richterin, Ihre innere Sklaventreiberin und Ihre innere Perfektionistin den lieben langen Tag erzählen! Der für Sie richtige Partner sucht keine perfekte Frau – und wenn er dies tut, ist er nicht der Richtige für Sie. Heute weiss ich, dass mein Partner Dani nie nach einer irgendwie perfekten Frau gesucht hat. In seinen Augen muss ich nicht durch brennende Ringe springen, um irgendwelchen stupiden Anforderungen zu genügen, weder seinen noch meinen eigenen. Er wäre wohl schon längst über alle Berge entschwunden, wenn ich ständig gehetzt einer nicht erreichbaren Perfektion hinterherrennen würde. Ich wäre dann keine Partnerin mehr für ihn, sondern ein gestresstes, deprimiertes Nervenbündel, dessen Selbstwertgefühl sich im freien Fall befindet, weil ich es eh nicht schaffen würde, einer wie auch immer gearteten Perfektion nachzuleben. Ich lüfte wohl kein grosses Geheimnis, wenn ich Ihnen verrate, dass mein Dani ebenfalls nicht perfekt ist. Können Sie sich vorstellen, wie verkrampft wir in unserer Beziehung wären, wenn wir gegenseitig unsere Miss resp. unseren Mister Perfect aufeinander hetzen und einander Perfektion abverlangen würden? Mit Spiel, Spass, entspannt und authentisch sein hätte dies rein gar nichts mehr zu tun!

Wagen Sie es und lassen Sie die Fünf auch mal gerade sein! Verfallen Sie nicht gleich in Panik, wenn Sie feststellen, dass Sie Ihren eigenen hohen Ansprüchen nicht immer genügen. Ihre Zeit für die Liebe ist jetzt. Nicht erst, wenn Sie diese lästigen zwei, drei oder fünf Kilos verloren haben, nicht, wenn es beruflich weniger stressig ist, nicht wenn Ihre Kinder erwachsen sind, nicht wenn ... (füllen Sie die Lücke selbst aus).

Die Liebe Ihres Lebens zu finden, hat nichts mit Ihrem Alter, Ihrem Gewicht oder Ihren äusseren Lebensumständen zu tun. Aber es hat alles damit zu tun, wie überzeugt Sie selbst sind, dass Sie diese Liebe *jetzt* finden und leben können. Wenn Sie die Kunst des dauerhaften Verschiebens pflegen, dann können Sie davon ausgehen, dass Sie ständig einen klitzekleinen Schritt von der grossen Liebe entfernt sind und sie nie erreichen werden. Ich weiss, dass Sie den für Sie idealen Partner finden können, mit dem Sie Ihre glückliche Liebesgeschichte schreiben.

Wichtig für Ihren Erfolg ist, dass Sie erkennen, dass Ihre Zeit jetzt gekommen ist, und entsprechend handeln! Hören Sie auf, die Liebe auf den St. Nimmerleinstag zu verschieben, und streichen Sie alle Ausreden, weshalb die Zeit für die Liebe noch nicht ganz da sein soll. Die Zeit für die Liebe ist da und war schon immer da, weil sie nicht nur Ihr Geburtsrecht ist, sondern weil Sie selbst in Ihrem wahren, inneren Wesen pure Liebe sind.

-- Traumfrau Tipp:
Wann immer Sie sich bei negativen Gedanken über sich selbst ertappen, wagen Sie es, Ihr inneres Schwesterntrio in seinem Gedankenfluss zu unterbrechen. Verlangen Sie von ihnen liebevoll, aber dezidiert, dass sie Sie ermutigen und unterstützen - nicht nur, weil dies viel effektiver ist, als Sie herunterzuputzen, sondern vor allem auch, weil Sie als liebenswerte, einzigartig wunderbare Frau nichts anderes verdient haben.

Meine brandneue, *geschlossene* Facebook Gruppe *„Glück Hoch 2"* ist genau richtig für Sie, wenn Sie die Aufgaben in diesem Buch gemeinsam mit einer smarten Traumfrau Kollegin durcharbeiten wollen.

„Glück Hoch 2" ist meine ganz neue, ***geschlossene*** Facebook Gruppe für smarte single Berufsfrauen, Ihr sicheres Gefäss, in dem Sie meine Unterstützung bekommen und mit anderen Traumfrauen clevere Online Partnersuche und das richtige Mindset trainieren können.

Mehr Infos bekommen Sie hier:

www.rosemarieballmer.ch/fb

5

So nützen Sie dieses Buch, um Ihren Erfolg in der Liebe sicherzustellen

„Gelegenheiten passieren nicht, Du erschaffst sie."

Chris Grosser

5.1 Sie machen die Liebe zu Ihrer Priorität Nummer eins

Sie wollen zwar die Liebe, aber mit Online Dating haben Sie einfach nichts am Hut. Weil Sie irgendwie auf dieses Buch aufmerksam geworden sind und am Ende Ihr Liebesglück herausschauen könnte, wollen Sie einen Versuch starten und der Online Partnersuche eine Chance geben. Also beschliessen Sie, mal ein bisschen zu schauen, ob in diesem Markt vielleicht doch noch ein valabler Mann zu finden ist. Viel Hoffnung haben Sie allerdings nicht. Wenn Sie sich dann durch die ersten zehn identisch langweiligen Männerprofile gekämpft haben und die ersten beiden Dates leider gar nichts mit Ihrem Traumpartner zu tun hatten, geben Sie entnervt auf und fühlen sich in Ihrer Meinung bestätigt, dass das Online Daten eben doch nichts für Sie ist. Wenn das Ihr Plan war, dann sollten Sie entweder gar nicht weiterlesen, weil dieses Buch definitiv nichts für Sie ist.

Oder Sie entscheiden sich, Ihre Einstellung Ihrem Lebenstraum und dem Online Daten gegenüber in eine neue, positive und definitiv verbindliche Richtung zu verändern. Wenn Sie das tun, multiplizieren Sie Ihre Chancen, den Mann Ihres Lebens zu finden.

Ich habe es leider schon mehrfach erlebt, dass Frauen zwar wiederholt laut verkünden, dass sie das Singleleben nun endgültig satt haben und reif für eine wirklich tolle Beziehung sind, nur um fünf Tage später wieder in ihren alten Trott zu verfallen, in dem sie nicht genug Zeit für die Partnersuche aufwenden können. Diese Frauen reden heute noch davon, dass sie den Mann fürs Leben suchen.

Ersparen Sie sich diesen Leerlauf und fragen Sie sich ehrlich, ob Sie wirklich bereit sind, für Ihren grossen Traum die notwendige Zeit einzuräumen. Wenn ja, tun Sie sich selbst den Gefallen und ziehen Sie es durch! Es wird Sie glücklich machen, wenn Sie sich auf die Liebe fokussieren und ihr dauerhaft Priorität einräumen. Sie verdienen alles Glück der Welt. Und die Welt verdient glückliche Menschen, die andere mit ihrer Energie zu mehr Glück inspirieren. Online Dating hat unweigerlich eine Art, das ins Zentrum zu rücken, was im Moment am meisten zählt: Dass Sie jetzt Ihren wunderbaren Partner fürs Leben finden und gemeinsam Ihre langfristig glückliche Liebesbeziehung gestalten.

Den Fokus bewusst auf die Liebe zu legen, bedingt, dass Sie der Suche nach Ihrem Traumpartner klare Priorität in Ihrem Leben einräumen. Gelegenheiten fallen Ihnen nun einmal nicht einfach in den Schoss, Sie erschaffen sie! Ihre Wünsche und Träume sind der Beginn einer künftigen Manifestation. Ihre Träume werden jedoch sehr wahrscheinlich nie Wirklichkeit werden, wenn Sie nicht mit inspirierten und zielgerichteten Handlungen nachdoppeln. Machen Sie sich besser heute schon mit dem Gedanken vertraut, dass Sie fünfundvierzig Minuten täglich (und ich meine wirklich täglich!) damit verbringen werden, durch Profile zu schnuppern, Anfragen zu beantworten und Männer zu kontaktieren. Zusätzlich werden Sie in Ihrem prall gefüllten Terminkalender Platz für ein Date pro Woche schaffen müssen. Das hört sich nach viel an, richtig? Aber dies ist nur ein Bruchteil dessen, was Sie freudig an Zeit und Energie für den Aufbau und die Pflege Ihrer Partnerschaft aufwenden werden, wenn Sie Ihren Liebesten dann gefunden haben.

Seien Sie konsequent und geben Sie der Liebe in Ihrem Leben die Prioritätsstufe eins! Wenn Sie Lust haben, dann schaffen Sie Ihrem Traumpartner auch physisch Raum und machen Sie im notorisch überfüllten Kleider- und Schuhschrank sowie im Badezimmerschrank Platz für ihn. Sie werden feststellen, dass Sie eine komplett andere Energie ausstrahlen, wenn Sie so viel strahlendes Engagement und verspielte Bestimmtheit an den Tag legen. Deshalb werden Sie im Insidertipp zwei auch lernen, wie Sie Ihre persönliche, klare Intention (eine absichtliche, bewusste Ausrichtung auf ein bestimmtes Ziel) erschaffen, die Ihnen den Weg erleuchten wird, bis Sie den Richtigen gefunden haben. Es gibt kaum etwas Schöneres als eine fantastische Intention, um Ihren Fokus mit Bestimmung und Verbindlichkeit auf Kurs zu halten! Tun Sie sich also den Gefallen und zeigen Sie sich selbst und Ihrem Lebenstraum gegenüber die Verbindlichkeit, die so etwas Zentrales wie die Liebe verdient. Schlussendlich ist es ein Ausdruck von Selbstliebe, wenn Sie Ihre Prioritäten in Sachen Liebe zurechtrücken. Auch wenn es nicht Ihr Ziel sein sollte, in einem Jahr einen Ring am Finger zu haben - Verbindlichkeit seitens Ihres Partners schlägt schöne Worthülsen um Längen.

Machen Sie bei sich selbst den Anfang und reden Sie nicht nur davon, dass Sie den Mann fürs Leben finden wollen. Handeln Sie auch entsprechend und mit Verbindlichkeit. Ihr Glück steht auf dem Spiel!

Ich mache mit jeder potenziellen 1:1 Coaching Klientin zuerst eine kostenlose, ca. 45-minütige Erfolgssitzung, in der wir über die Ziele der Klientin, ihre Herausforderungen, ihre Möglichkeiten und darüber, wie ich ihr helfe, sprechen. Das gibt beiden die Gelegenheit herauszufinden, ob unsere Zusammenarbeit passt. Ich nehme nur Klientinnen an, die bereit sind, sich ihrem Lebenstraum zu verpflichten und ihm Priorität einzuräumen.

Egal, ob es mal stressig ist im Beruf oder ob Sie wegen einer Feier etwas wenig Schlaf abbekommen haben und Ihre Hausaufgaben daher gerne aufschieben würden. Ihr Commitment ist zentral. Schliesslich dürfen Sie auch meines fordern und verlangen, dass Sie in unseren Coaching Calls meine Priorität Nr. eins sind. Sie sind es! Mein oberstes Ziel ist es, dass Sie in sechs Monaten nicht nur Ihre grosse Liebe gefunden haben, sondern dass Sie auch über das notwendige Wissen verfügen, wie Sie mit Ihrem wunderbaren Partner eine Liebe aufbauen, die auf Dauer glücklich ist.

-- Traumfrau Tipp:
Ihre Verbindlichkeit ist für Ihren Erfolg in der Liebe zentral. Verbindlichkeit ist zentral, wenn Sie Ihren Traumpartner finden wollen. Und Verbindlichkeit ist zentral, wenn Sie ihn gefunden haben und eine dauerhaft glückliche Liebesbeziehung erschaffen wollen. Räumen Sie der Liebe in all ihren Formen dauerhaft die Prioritätsstufe eins ein und Sie werden sehen, dass Sie die Liebe wie ein Magnet anziehen werden.

5.2 Sie fangen an und Sie geben nicht auf

Schön, dass Sie dieses Buch lesen! Das alleine nützt Ihnen allerdings nichts: Sie müssen dem Lesen entsprechende Taten folgen lassen. Mit anderen Worten müssen Sie mit der Online Partnersuche anfangen und die Tipps aus diesem Buch umsetzen. Und Sie dürfen auch nicht aufgeben. Mein Leitspruch lautet: *„Aufgeben ist keine Option, wenn es um Ihren Lebenstraum von der grossen Liebe geht!“*. Genau das vermittle ich auch meinen Klientinnen im Coaching. Für jede einzelne meiner Klientinnen sehe ich das volle Potenzial einer legendär glücklichen Liebesbeziehung, auch wenn sie es selbst nicht immer sehen. Ich gebe meine Klientinnen und deren Lebenstraum nie auf! Wie sieht es bei Ihnen aus? Geben Sie auf oder nicht, wenn es mal nicht so läuft, wie Sie sich das wünschen? Natürlich kann ich Sie dabei unterstützen, Ihren Traum nicht aufzugeben, wenn Sie mal ein Tal durchschreiten. Schlussendlich ist es jedoch Ihre Aufgabe, an Ihrem Lebenstraum von der grossen Liebe festzuhalten.

Hätte ich auf meine lange Reihe von Misserfolgen in der Liebe vertraut und das Thema Liebe für mich aufgegeben, dann wäre ich heute nicht so glücklich, wie ich es bin. Vermutlich hätte ich auch kein Coaching Business im genialsten Bereich des Lebens, der Liebe, und könnte Sie nicht darin unterstützen, Ihren Lebenstraum von einer legendär glücklichen Partnerschaft zu verwirklichen. Genauso sieht es mit dem Online Dating aus: Hätte ich nach meinem zweiten Online Dating Desaster aufgegeben, hätte ich nie meinen Partner Dani kennengelernt. Und dieses Buch gäbe es mit Garantie auch nicht. Nicht aufzugeben, durchzuhalten, weiterzumachen, ist einer der wichtigsten Schlüssel zu Ihrem Erfolg. Sie wissen, was jetzt kommt:

In andere Worte gekleidet, bedeutet all dies Verbindlichkeit Ihrem Lebenstraum gegenüber – was wiederum ein Auswuchs Ihrer Selbstliebe ist. Sie achten Ihren Lebenstraum nämlich so sehr, dass Sie nicht aufgeben, auch wenn es mal schwierig ist. Aber weshalb erachte ich Verbindlichkeit im Zusammenhang mit der Liebe überhaupt als so wichtig? Lassen Sie mich diese Frage mit einer Gegenfrage beantworten: Glauben Sie, Ihre legendäre Liebesbeziehung könnte ohne Verbindlichkeit beider Partner funktionieren?

Indem Sie sich Ihrem Lebenstraum verpflichten, zeigen Sie gleichzeitig Verbindlichkeit gegenüber Ihrem zukünftigen Partner. Ihr Lebenstraum hört nicht auf, wenn Sie Ihren Liebsten getroffen haben. Das gemeinsame Erschaffen Ihrer langfristig glücklichen Liebesbeziehung ist ein Prozess, den Sie für den Rest Ihres gemeinsamen Lebens mit Spiel, Spass, Freude und Liebe gestalten werden. Es ist ein Weg, der nicht nur Höhen, sondern auch Tiefen beinhaltet, die wiederum zu neuen Höhen führen. Verbindlichkeit heisst, dass beide Partner immer wieder Ja zueinander sagen, auch wenn es mal nicht wie im Märchen läuft und der Liebste beispielsweise den berühmten roten Knopf bei uns drückt, der uns innert Millisekunden aus unserer Mitte zu reissen scheint.

Sie werden es sich nicht einfach anders überlegen, nur weil Ihnen der Wind gerade ins Gesicht bläst. Weil Sie oder er mit dem linken Bein aufgestanden sind. Weil Sie beide eine überschaubare Zeit etwas mehr Stress im Beruf und weniger Zeit füreinander haben. Weil Sie bereits fünf Jahre zusammen sind und Sie für das Bauchkribbeln etwas mehr tun müssen, als zu Beginn Ihrer Beziehung. Weil er gerade unabsichtlich einen Ihrer roten Knöpfe gedrückt und Sie in Panik versetzt hat.

Eines der grössten Geschenke in einer Beziehung ist es, wenn man entspannt sich selbst sein kann. Im Wissen, dass beide Partner gleichermassen verbindlich dafür einstehen, dass die Liebe den Bestand und den Erfolg hat, den sich beide gemeinsam wünschen, ist dies möglich. Machen Sie also den Anfang und zeigen Sie Ihrem Lebenstraum gegenüber die Verbindlichkeit, die er verdient!

5.3 Sie lassen sich von Ihrer Vergangenheit nicht vorschreiben, wie Ihre Zukunft aussehen wird

Bei so vielen Dingen im Leben geht es einfach darum, eine mutige Entscheidung zu treffen. Ich sage mutig, weil ich mich zu einem Zeitpunkt entschieden habe, meine grosse Liebe zu finden, als ich während drei Jahren nicht mehr gedatet hatte. Ich hatte keinen einzigen Mann in meinem Blickfeld, der auch nur annähernd als Kandidat dafür in Frage gekommen wäre. Und wenn ich einen Blick auf meine Liste der gescheiterten und/oder unbefriedigenden Beziehungen warf, sagte mir eine innere Stimme, dass ich in Sachen Liebe einfach eine Niete bin.

Bevor ich meinen Partner Dani traf, hatte ich keine einzige Beziehung, die auch nur annähernd die Qualität, das Potenzial und das Versprechen einer glücklichen Zukunft beinhaltet hätte, wie ich das heute mit Dani erlebe. Meine vergangenen Beziehungen waren ein trauriges Abbild meiner eigenen tiefen Erwartungen, was ich in der Liebe alles erreichen könnte. Ich sagte mir, dass ich mit dem, was ich bekam, zufrieden sein müsse – auch wenn es effektiv nur kleine Schnipsel dessen waren, was ich mir in der Liebe wirklich erhoffte. Damit nahm ich mir die Möglichkeit, einen Partner zu finden, mit dem ich meine tiefsten Wünsche und Bedürfnisse in der Liebe verwirklichen konnte. Und ich gab meinem Potenzial, das ich in der Liebe hatte, keinerlei Chance, sich zu etwas Wunderbarem zu entfalten.

Meine Eltern waren leider kein Vorbild für eine glückliche Ehe. Sie wären nichts lieber als das gewesen, aber trotz aller Anstrengungen konnten sie es nicht. Wie jedes menschliche Wesen hatten sie ein tiefes Bedürfnis, bedingungslos geliebt zu werden. Sie waren selbst unglücklich, dass sie in einer ungesunden „Ich liebe und hasse Dich!"-Beziehung feststeckten. Auch wenn ich es als Kind nicht so empfunden hatte, weiss ich doch, dass mich beide Eltern geliebt haben. Heute bin ich deswegen nicht mehr traurig, aber ich hätte mir für sie gewünscht, dass sie ihren tiefen Wunsch nach bedingungsloser Liebe hätten erleben und leben können.

Trotz meiner in der Liebe ernüchternden Vergangenheit beschloss ich, vorwärts und nicht rückwärts zu schauen. Zurückzuschauen bedeutete, dass ich schlechte Karten hatte, jemals in einer glücklichen, gesunden, langfristigen Beziehung mit einem wunderbaren Mann zu leben. Natürlich sah es ein Teil von mir immer noch so. Aber es gab da auch diesen anderen Teil von mir, den Teil, den ich am liebsten als mein *Wahres Ich* oder mein *Inneres Wesen* bezeichne und den andere vielleicht als *Seele* beschreiben. Das ist der Teil von mir, der weiss, dass alles in Ordnung ist. Der Teil, der weiss, dass es zwischen Himmel und Erde mehr Dinge gibt, als ich mit meinen fünf Sinnen erfassen kann. Der Teil, der auf sein intuitives Wissen vertraut, ohne vorher Ergebnisse sehen zu müssen. Der Teil, der genau weiss, dass es das Universum (Gott, Alles Was Ist) gut mit mir meint und mich innig liebt. Der Teil, der weiss, dass es meine wahre

Bestimmung ist, glücklich zu sein. Dieser irgendwie grössere Teil von mir, dieser unerschütterliche Teil von mir wusste es besser. Dieser Teil von mir wusste, was auch Ihr Inneres Wesen mit hundertprozentiger Sicherheit weiss:

Ihre Vergangenheit bestimmt weder, wer Sie heute sind, noch, wer Sie in Zukunft sein können!

Es ist Ihr Entscheid, was für einen Einfluss Ihre Vergangenheit auf Ihre Zukunft hat. Der Schlüssel liegt darin, auf was Sie sich fokussieren. Liegt Ihr Blick auf all dem, was in Ihrer Kindheit oder in Ihren vergangenen Beziehungen alles falsch gelaufen ist, was Sie in Ihren vergangenen Beziehungen alles nicht erreicht haben? In diesem Fall werden Sie wahrscheinlich, wie in den Comics, die grosse Kette mit der schweren Eisenkugel um Ihren Knöchel spüren, die Ihre unendlichen Möglichkeiten einer glücklichen Zukunft drastisch einschränkt.

Falls Ihr Blick jedoch darauf gerichtet ist, Ihr allerbestes Leben zu leben, eine einzigartig glückliche Liebe, Ihre gesunde, Wachstum und Freude versprechende Beziehung zu leben – dann ist Ihre Vergangenheit schlicht und einfach irrelevant. Wenn ich irrelevant sage, dann meine ich nicht etwa bedeutungslos. Im Gegenteil hat Ihre Vergangenheit Sie zu dem wunderbaren und facettenreichen Wesen geformt, das Sie heute sind. Schliessen Sie Frieden mit Ihrer Vergangenheit, nehmen Sie sie an, weil sie ein wichtiger Bestandteil dessen ist, wer Sie heute sind. Und ganz egal, wie Ihre Vergangenheit aussieht, Sie waren schon immer gut genug, um die Liebe leben zu können, die Sie sich im tiefsten Innern erträumen. Liebe ist Ihr Geburtsrecht. Punkt. Es gibt eine bessere Strategie, als immer nur zu erwarten, dass sich die gleiche alte Geschichte wiederholen wird.

Erwarten Sie stattdessen herrlich wunderbar Fantastisches, schlicht Ihr bestes Leben!

Alles, was zählt, ist das Hier und Jetzt. Was Sie heute denken und was Sie heute fühlen, ist der Lehm, aus dem Sie Ihre Zukunft gestalten. Sie haben es wortwörtlich in Ihren Händen, heute die von Ihnen gewünschte Zukunft zu gestalten – unabhängig davon, wie erfolgreich oder erfolglos Sie in der Liebe bisher waren. Es ist Zeit, dass Sie neue Gedanken denken und dass Sie nicht mehr Ihre alte, sondern eine neue Geschichte erzählen. Unterschätzen Sie die Macht Ihrer Gedanken nicht. Sie erschaffen sich damit Ihre Realität.

Denken Sie deshalb daran, wohin Sie gehen, und vergessen Sie, woher Sie kommen.

Ich habe die Erfahrung gemacht, dass die Wirkung um ein Vielfaches potenziert wird, wenn wir unseren Entschluss mit Gleichgesinnten teilen, die Sie und Ihren Lebenstraum mittragen. Teilen Sie Ihren Entschluss, Ihren Partner fürs Leben zu finden, mit einer guten Freundin. Oder nutzen Sie die Möglichkeit und teilen Sie Ihren Entschluss in meiner brandneuen, *geschlossenen* Facebook Gruppe *„Glück Hoch 2"*. Diese Facebook Gruppe ist keine Singlebörse! Es ist eine geschlossene Gruppe für smarte single Berufsfrauen, die sich ihren Lebenstraum von einer erfüllenden Liebe mit einem Klassemann verwirklichen wollen. Als geschlossene Gruppe ist es ein sicherer und förderlicher Ort, um sich von Gleichgesinnten auf dem Weg zu Ihrem Traumpartner unterstützen zu lassen. Ich empfehle Ihnen, sich in meiner Facebook Gruppe eine smarte Traumfrau Kollegin zu suchen, mit der Sie *SIE SUCHT IHN* gemeinsam durcharbeiten können. Nehmen Sie sich gemeinsam pro Woche einen Insidertipp samt Bonuskapitel vor, machen Sie sich die entsprechenden Überlegungen dazu und erledigen Sie die damit verbundenen Aufgaben. Der Austausch mit einer Traumfrau Kollegin wird Ihnen nicht nur wertvolle Unterstützung geben, sondern Sie auch garantiert auf Kurs halten, wenn es mal nicht so rund laufen sollte. In sieben bis zehn Wochen können Sie auf diese Weise mein Buch intensiv durcharbeiten und das Gelernte sofort umsetzen.

-- Traumfrau Tipp:
Es gibt so viel Kraft, wenn jemand felsenfest an Sie glaubt! Erschaffen Sie sich für Ihre Reise zu Ihrem Traumpartner Ihr eigenes Support Team. Denn mit einem eigenen Support Team werden Sie es nicht beim blossen Lesen meines Buches belassen, sondern meinen geschriebenen Worten Taten folgen lassen. Wenn es in Ihrem Umfeld keine Freundin gibt, mit der Sie Ihre Reise zu Ihrem Traummann teilen können, dann treten Sie meiner neuen, geschlossenen Facebook Gruppe „Glück Hoch 2" bei und suchen Sie sich eine wunderbare Traumfrau Kollegin, mit der Sie mein Buch gemeinsam durcharbeiten. So bleiben Sie nicht nur auf Kurs, bis Sie Ihren genialen Klassemann gefunden haben, sondern Sie haben auch viel mehr Spass auf Ihrem Weg. Mehr Infos und den Link zu meine Facebook Gruppe „Glück Hoch 2" finden Sie auf:
www.rosemarieballmer.ch/fb

5.4 Sie machen einen unwiderstehlichen ersten Eindruck

Sie kennen die Redensart vom ersten Eindruck, der zählt. Dies gilt umso mehr für die Online Partnersuche. Beim Online Dating scheint jederzeit ein nicht enden wollender Strom von potenziellen Partnern zur Hand zu sein. Wenn Sie auf ein halbwegs fertiges, schlecht geschriebenes oder nichtssagendes Profil treffen, das keine oder unvorteilhafte Fotos aufgeschaltet hat, werden Sie sich wahrscheinlich nicht die Mühe machen, sich fünfzehn Minuten oder länger den Kopf zu zerbrechen, wie Sie eine spielerisch flirthafte erste Mitteilung verfassen und den Mann, der hinter dem Profil steckt, kontaktieren könnten. Was Sie tun werden ist, dass Sie dieses Profil entweder ignorieren oder es mit dem Gedanken „Auf zum Nächsten!" wegklicken.

Das Gute ist, dass es jedenfalls bei den grösseren Online Partnerportalen tatsächlich immer einen Nächsten gibt. Aber das trifft auch auf Sie zu: Sie sollten bei diesem Medium besser nicht auf eine zweite Chance zählen! Melden Sie sich erst bei einem Online Partnersuche Portal an, wenn Sie die passenden Fotos bereit haben und wissen, wie Sie ein unwiderstehliches und authentisches Profil erstellen. Ich zeige Ihnen im Insidertipp vier, wie das geht. Wenn Sie dann online sind, sorgen Sie bitte dafür, dass Ihr Profil vollständig ist. Wenn Sie jetzt vielleicht denken, dass Sie einfach ein super tolles Foto mit einem Touch Sexyness von sich raufladen und die Anfragen dann von alleine in Ihr Postfach strömen, dann stimmt das sicherlich. Nur werden Sie Ihre liebe Mühe haben, die Spreu vom Weizen zu trennen, sprich herauszufinden, welcher Mann der Richtige sein könnte und welcher nicht. Es darf nicht Ihr Ziel sein, möglichst viele Männer aufgrund eines umwerfenden Fotos anzuziehen.

Oder wollen Sie Bekanntschaften machen, die mehrheitlich an Ihrem Äusseren, jedoch nicht an all dem, was Sie sonst noch ausmacht, interessiert sind? Ihr Ziel darf es auch nicht sein, möglichst viele Zuschriften zu erhalten. Ab einer gewissen Anzahl können Sie sie sowieso nicht mehr bewältigen. Was fangen Sie mit täglich fünfzig Zuschriften an? Sie wären in kürzester Zeit komplett überfordert und Ihre Inbox überfüllt! Ihr Ziel muss es sein, von sich ein so aussagekräftiges Profil zu verfassen, dass Sie diejenigen Klassemänner anziehen, die zu einer Klassefrau wie Ihnen passen, und diejenigen Männer fernhalten, die nicht zu Ihnen passen. Selbstverständlich gehört ein gutes Profilfoto zu einem unwiderstehlichen und authentischen Profil – aber es macht nicht die Hauptsache aus! Schummeln Sie hier bitte nicht, denn damit schaden Sie nur sich selbst.

6
Das brauchen Sie, um die Liebe Ihres Lebens zu finden

„Weil ich immer eine Wahlmöglichkeit habe, wähle ich die Liebe."

Deepak Chopra

Sie brauchen eine Vision *(Insidertipp eins)*, wohin Sie gehen, was Sie in der Liebe und mit Ihrem Partner erleben möchten.

Diese verdichten Sie zu Ihrer persönlichen, kraftvollen Intention *(Insidertipp zwei)*, die Sie durch alle Untiefen hindurch trägt und Ihnen das richtige Mindset, die innere Überzeugung verleiht, dass Ihre Vision und Intention Realität wird. Ihre Intention wird auf Ihrem Weg zu Ihrer grossen Liebe Ihr hell leuchtender Nordstern sein, der Sie immer wieder daran erinnern, was für ein grossartiges Geschenk in der Liebe auf Sie wartet. (Ja, Sie werden auf dem Weg zu Ihrer grossen Liebe grössere oder kleinere Enttäuschungen und Zweifel erleben – das ist ein ganz normaler Teil des Lebens, Lernens und Wachsens. Wenn etwas nicht wunschgemäss verläuft, sollten Sie dies nicht als Fehlschlag betrachten, sondern als das sehen, was es wirklich ist: Es ist nur eine Momentaufnahme, und es ist eine wertvolle Chance, noch mehr Klarheit über Ihre Wünsche zu erhalten.)

Sie brauchen die richtigen Mittel, die Ihnen ermöglichen, Ihre Vision und Intention Realität werden zu lassen:

- Sie suchen sich die für Ihre Bedürfnisse richtige Online Partnervermittlung aus *(Insidertipp drei)*.
- Sie erschaffen ein unwiderstehliches und authentisches Online Dating Profil *(Insidertipp vier)*.
- Sie kennen den Erfolgsfahrplan für Ihre ersten Online Dating Schritte *(Insidertipp fünf)*.
- Sie wissen, was es für ein erfolgreiches erstes Date braucht *(Insidertipp sechs)*.
- Sie wissen, ob er „Der Richtige" ist *(Insidertipp sieben)*.

Richtig, Sie haben einen Online Dating Ratgeber gekauft. Was soll dann das ganze Gerede von Visionen und innerer Überzeugung? Sie wollen vielleicht einfach wissen, welches für Sie eine gute Online Dating Plattform ist und wie Sie ein unwiderstehliches Profil erstellen können. Keine Angst, das zeige ich Ihnen in diesem Buch alles. Allerdings gehört zum Erfolg in der Liebe auch eine Veränderung Ihres Mindsets, Ihrer Denkweise. Für manche Menschen ist Mindset-Arbeit esoterischer Quatsch. Aber ich sage Ihnen in saloppen Worten klipp und klar, dass meine Klientinnen mit Mindset-Arbeit, dem bewussten Einsatz Ihrer Denke, die besten Resultate erzielen. Ich selbst verdanke mein Glück in der Liebe (und übrigens auch meinen Erfolg als Partnersuche Mentorin!) zur Hauptsache meinem veränderten Mindset. Natürlich ist das Wissen, wie Sie auf clevere Art online daten können und wie ein wirklich unwiderstehliches Profil aussieht, ein Muss für eine erfolgreiche Online Dating Erfahrung, die Spass macht. Das Wissen von der Mechanik des

Online Datens alleine reicht jedoch nicht aus für Ihren Erfolg in der Liebe. Denn ohne das richtige Mindset als geborene Gewinnerin in der Liebe werden Sie trotz unwiderstehlichem Profil weiterhin nur das bekommen, was Sie in der Liebe bisher bekommen haben. Erst die Kombination von beidem - Mechanik und Mindset - bringen Ihnen den Erfolg in der Liebe, den Sie sich ersehnen. Sie können sich sicherlich erinnern, dass ich Ihnen im Untertitel dieses Buches verspreche, Ihnen zu zeigen, wie Sie auf Online Dating Seiten wie Parship, eDarling und ElitePartner jetzt Ihre grosse Liebe für eine glückliche Partnerschaft finden können. Ich rede also davon, dass Sie den Partner fürs Leben finden können, um mit ihm gemeinsam eine langfristig glückliche Beziehung aufzubauen. Ihr Mr. Right nützt Ihnen rein gar nichts, wenn Sie es mit ihm nicht über die ersten zwei Monate hinausschaffen. Das richtige Mindset gibt Ihnen eine geeignete Basis und die Mittel, die Sie brauchen, um gemeinsam eine dauerhaft glückliche Partnerschaft aufbauen zu können.

Haben Sie also etwas Geduld, wenn ich alle Themen anspreche, die nach meiner persönlichen Erfahrung und meiner Erfahrung in der Arbeit mit meinen Klientinnen notwendig sind, damit Sie Ihren Lebenstraum von der grossen Liebe verwirklichen können. Ich könnte es mir einfach machen und nur über das klar eingegrenzte Gebiet des Online Datens schreiben. Das wäre aber eine Mogelpackung, weil dem Erfolg beim Online Daten mehr vorausgeht als nur die Befolgung einer siebenseitigen Ikea „So stelle ich mein Möbel zusammen"-Anleitung. Einiges davon, wie das Thema alte, unbewusste Muster in der Liebe, bietet genügend Stoff für ein weiteres Buch. Dennoch habe ich mich entschieden, es der Vollständigkeit halber im Bonuskapitel am Ende des Buches zur Sprache zu bringen. Wir alle tragen alte Überzeugungen und Muster mit uns herum, die uns heute nicht mehr dienen. Sie müssen wissen, wie Sie mit diesen alten Strickmustern umgehen können, damit sie Sie nicht daran hindern, die Liebe zu finden und zu leben, von der Sie schon so lange träumen. Ich bitte Sie einfach, offen zu bleiben, wenn Sie in meinem Buch auf Themen treffen, die Sie im ersten Moment nicht in einem Online Dating Ratgeber erwarten würden.

-- Traumfrau Tipp:
Wahrscheinlich haben Sie, wie ich, schon viele Selbsthilferatgeber gelesen. SIE SUCHT IHN wird auch eines dieser vielen Bücher bleiben, wenn Sie es beim blossen Lesen belassen. Warum machen Sie es dieses Mal nicht anders? Wenn Sie keine Lust auf meine Facebook Gruppe haben und trotzdem das Bestmögliche aus meinem Buch herausholen wollen, dann lesen Sie das Buch bitte nicht in einem Rutsch durch und legen es dann wieder weg. Natürlich können Sie es in einem Zug durchlesen, aber dann legen Sie es bitte nicht zur Seite, sondern nehmen sich pro Woche einen Insidertipp samt Bonuskapitel vor, arbeiten Sie ihn durch und setzen Sie ihn in die Tat um. Kaufen Sie sich ein hübsches Notizbuch und machen Sie Ihre Aufgaben schriftlich, anstatt bloss theoretisch in Ihrem Kopf. Wenn Sie ein Satz aus dem Buch besonders „anspringt" oder Ihnen eine zündende Idee kommt, dann notieren Sie den Satz oder Ihren Geistesblitz in Ihrem Notizbuch. Ein solch fokussiertes Vorgehen kann wahre Welten bewegen.

7
Insidertipp eins: Sie brauchen eine Vision von Ihrer Zukunft

„Ich suche niemanden,
der mir süsse Nichtigkeiten ins Ohr flüstert,
die das ausgehungerte Ego meines Herzens füttern.
Ich suche jemanden,
der mir direkt in die Augen sieht und mir sagt:
'Ich liebe Dich genauso, wie Du bist,
egal, ob Du fällst oder scheiterst!'"

Beau Taplin

7.1 Nette Männer und der Richtige

Ich verstehe sehr gut, wenn Sie nicht einfach einen netten Partner suchen, sondern einen Mann mit Herz, Kopf und Klasse, der so gut zu Ihnen passt, dass er schlicht der Richtige für Sie ist. Der Mann, mit dem Sie freudig vor den Traualtar treten können, wenn das auf Ihrer Wunschliste steht.

Nachdem ich mich entschlossen hatte, die Liebe meines Lebens zu finden, meinen Soulmate, den Richtigen, den Mann, den ich einmal heiraten würde, hatte ich genau diese Einstellung. Trotz extensiver Dating Pause war für mich klar, dass es sicher irgendwie möglich wäre, einen netten Mann kennenzulernen, mit dem ich den Rest meines Lebens verbringen könnte. Aber ich wusste gleichzeitig, dass dies nicht meine tiefsten Wünsche und Bedürfnisse in der Liebe befriedigen und mich langfristig glücklich machen würde. Zwar erachtete ich mich selbst als ziemlich grosses Desaster in Sachen Liebe, aber dennoch gab es diesen hartnäckigen Teil in mir, der sich nie mit irgendeinem passablen Kerl als Partner zufrieden gegeben hätte. Schliesslich hatte ich nicht so lange auf meine grosse Liebe gewartet, um mich nun torschlusspanikmässig mit einem faulen Kompromiss zufrieden zu geben, der weder mich noch meinen Partner wirklich erfüllt hätte.

Meine Erwartung war, dass es eine ganze Weile dauern würde, bis ich so einem Mann über den Weg laufen würde, sei dies nun online oder offline. Ich hatte schon so lange auf das grosse Glück in der Liebe gewartet, dass ein weiteres Jahr in meinen Augen keine grosse Rolle gespielt hätte. Dass ich ihm nach weniger als zwei Monaten im Netz begegnet bin, hat mich schier umgehauen! Auch konnte ich es kaum glauben, dass sich mein Leben effektiv im Bruchteil einer Sekunde rasant und für immer verändert hatte. Von einer Sekunde auf die andere war plötzlich dieser Mensch präsent, auf den ich mein ganzes Leben lang gewartet zu haben schien.

Wenn nun der Richtige ein durch und durch netter Mann ist (und er ist es!), der einer alten Dame freundlich über die Strasse hilft oder bei Bedarf einen Igel zum Tierarzt fährt (ja, das tut er auch!), aber nicht jeder nette Mann der Richtige ist - wie können Sie dann unter all den netten Kandidaten, die sich auf Online Dating Plattformen tummeln, den für Sie passenden Liebes- und Lebenspartner finden?

Ganz einfach: Alles fängt mit einer Vision an – und zwar einer grossen! Eine Vision, so wie ich das Wort hier verwende, ist eine richtungsweisende, erneuernde Zukunftsvorstellung, welche die Bereitschaft und den Willen zur Veränderung erhöht.

Wir alle haben ein persönliches Set an Vorlieben, das ganz und gar individuell ist. Unsere Lebensträume von der grossen Liebe haben sich im Verlaufe der Zeit weiterentwickelt und verändern sich auch jetzt weiter. Vergangene Erfahrungen lassen uns wissen, was wir garantiert nicht mehr erleben wollen– und damit, was wir neu erleben wollen. Unser Traum von der grossen Liebe passt sich entsprechend an. Zudem können wir gar nicht anders, als unser in dieser vernetzten Welt immer grösser gewordenes Umfeld zu beobachten und gleichzeitig die Dinge zu identifizieren, die uns zusagen, und diejenigen, die uns überhaupt nicht entsprechen. In diesem ununterbrochen stattfindenden Prozess fügen wir unseren individuellen Wünschen weitere Details hinzu.

In Ihrem Innern finden Sie sämtliche Zutaten, die Sie zur Fertigung Ihrer persönlichen, auf Sie zugeschnittenen Vision brauchen: Es sind dies Ihre Träume, Ihre innersten Wünsche und Bedürfnisse. Diese weisen Ihnen den Weg dortin, wo es für Sie persönlich am Stimmigsten ist. Und genau dort liegt auch das für Sie grösste Glückspotenzial im Leben.

Natürlich kennen wir alle die Befürchtung, dass die Enttäuschung umso grösser sein könnte, wenn wir es wagen, einen wirklich grossen Traum zu träumen, und sich dieser dann nicht verwirklicht. Befürchtungen oder Ängste sind jedoch in aller Regel nie ein verlässlicher Wegweiser – ausser es steht gerade ein Bär vor Ihnen, der Sie auffressen will. Weit häufiger, als wir in der Realität einem Bären begegnen, begegnen wir unseren

Ängsten in unserem eigenen Kopf. Ich bin mir sicher, dass Sie genau wissen, wovon ich spreche. Vielleicht ist Ihnen schon einmal diese Werbung von Audi begegnet, die es werbewirksam auf den Punkt trifft:

„Es gibt Menschen, die nicht an Grenzen glauben. Weil Grenzen nur in unseren Köpfen existieren. Neues beginnt, wo Grenzen enden..."

Ängste und Grenzen gehen Hand in Hand: Was Sie sich nicht zu denken trauen, wird sich nicht verwirklichen. Jeder grosse Erfolg auf dieser Welt hat mit einem einzigen Gedanken angefangen. Dieser eine Gedanke hat sich wiederholt und neue, in ähnliche Richtung verlaufende Gedanken geboren. Die Gedanken haben sich zu einem Gewebe verdichtet, das ich das *Möglichkeitsdenken* nenne. Dieses wiederum hat sich zum *Wahrscheinlichkeitsdenken* weiterentwickelt, und aus diesem wurde irgendwann ein klares, zweifelsfreies, in sich ruhendes *Wissen*, dass diese Vision Wirklichkeit wird. Und das Universum hat entsprechend geliefert: Voilà, eine (zugegebenermassen sehr vereinfachte) Zusammenfassung der Realitätsgestaltung.

Die Liebe ist davon nicht ausgenommen. Ihre grössten Träume in der Liebe werden sich nicht verwirklichen, wenn Sie Angst davor haben, sie überhaupt zuzulassen und sich auf sie einzulassen. Sie müssen sich (wieder) mit Ihren tiefsten Bedürfnissen verbinden, um eine Liebe verwirklichen zu können, die dem entspricht, was Sie sich am meisten wünschen. Ich weiss, dass Sie auf diese Welt gekommen sind, um ein mit Freude erfülltes, fantastisches Leben zu führen, das Ihre persönliche Garnitur an individuellen Vorlieben reflektiert. Diese Freiheit, Ihr Leben nach Ihren persönlichen Wünschen und Bedürfnissen zu gestalten, definiert Sie als Mensch, der seine Realität ganz bewusst gestaltet. Und genau dort liegt Ihr grösstes Glückspotenzial!

Bevor ich auch nur ein einziges Wort meines Profils verfasst habe, hatte ich eine genaue Vorstellung, was ich brauchte, um in einer Beziehung wirklich glücklich zu sein. Aus meinen vergangenen Erfahrungen wusste ich, was ich nicht mehr brauchte oder wollte. Aus dem, was ich in meinem Bekannten- und Freundeskreis sah, hatte ich auch eine konkrete Vorstellung, was ich bestimmt nie erleben möchte und was ich unbedingt erfahren will. Ich wusste, was ich gemeinsam mit meinem neuen Partner erleben wollte. Ich kannte meine Grundwerte und hatte eine Vorstellung, in welche grundsätzliche Richtung ich in meinem Leben gehen wollte. Ich wusste, dass mein Partner einen in den Grundsätzen ähnlichen Lebensplan haben musste. Ich wusste, was ich mit meinem Partner teilen und was ich mit ihm gemeinsam erschaffen wollte. Und ich vertraute darauf, dass ich ihn mit dieser Klarheit erkennen würde, wenn ich ihm begegne.

Sie haben das Wesentliche erfasst: Wenn Sie auch diesen besonderen Menschen finden wollen, dann braucht Ihre Vision etwas mehr Leben als nur die Vorstellung, einen netten Mann kennenzulernen und glücklich mit ihm zu sein. Wenn Sie selbst nicht genau wissen, was für einen Partner und was für eine Partnerschaft Sie brauchen, um glücklich zu sein, wird es schwierig werden, dass Sie diesen Menschen finden.

7.2 Ihre Vision braucht Leben

Sie brauchen also eine Vision, die Ihre Zukunft effektiv richtungsweisend erneuert, eine Vision, die Flügel, Farben und Energie hat. Eine Vision, die von Ihren individuellen Träumen, Bedürfnissen und Vorlieben lebt! Denken Sie einmal zurück an dieses Projekt bei der Arbeit, bei dem Sie mit Feuer und

Flamme dabei waren. An das herrliche Vergnügen, eine lang ersehnte Reise mit Ihrem Liebsten oder eine Überraschungs Geburtstagsparty für eine liebe Freundin zu planen. Oder denken Sie zurück, als Sie den Zuschlag für Ihre Traumwohnung oder Ihr Traumhaus bekommen haben und sich mit Begeisterung an die Planung der Einrichtung gemacht haben. Erinnern Sie sich an das fantastische Gefühl der Vorfreude, das Sie von Kopf bis Fuss erfüllt hat? An das aufgeregte Kribbeln und das stille Glück, je näher Sie der Erfüllung Ihres Wunsches gekommen sind? Ich würde wetten, dass Sie sich noch nie so lebendig gefühlt haben!

Ihre Wünsche, Träume und gesunden Bedürfnisse sind nicht weniger als Nahrung für die Lebenskraft, die durch Sie hindurchströmt. Sie werden sich so vital wie selten und mitten im Lebensfluss fühlen, wenn Sie einen Wunsch identifiziert und sich selbst die Erlaubnis gegeben haben, sich auf dieses Ziel hinzubewegen. Einfach nur, weil es Sie glücklich macht.

Schliesslich kann eine Welt voller glücklicher Menschen kein so schlechter Ort sein!

So viele von uns träumen einen ähnlichen Traum, der so aussieht, dass wir mit der grossen Liebe unseres Lebens bis ans Ende unserer Tage glücklich zusammen sind. Aber wie sieht dieses *Happy Ever After* im Detail aus? Ihr Traum vom grossen Glück wird meinem eigenen zwar sehr ähnlich – und dennoch wird er signifikant verschieden sein. Wir alle wollen lieben und bedingungslos geliebt werden. Für mich ist Liebe nicht nur unser Grundbedürfnis, sondern auch die Energie, die wir im Kern sind. Alles Weitere um dieses Grundbedürfnis der Liebe herum ist individuell gefärbt von unseren persönlichen Vorlieben. Ich hätte mir beispielsweise vorstellen können, einmal Kinder zu haben. Dieser Wunsch war jedoch nie so ausgeprägt, so dass ich, als ich vierzig wurde und immer noch keine Kinder in Sicht waren, deswegen auch nicht in eine Krise verfallen bin. Bei anderen Frauen ist der Kinderwunsch weitaus ausgeprägter. Eine wunderbare Frau aus unserem Bekanntenkreis ist, einen Tag vor ihrem achtunddreissigsten Geburtstag, gerade zum ersten Mal Mutter geworden. Wie zentral dies für ihr Glück war, wurde schon während ihrer Schwangerschaft offensichtlich, weil sie eine unübersehbare Zufriedenheit und ein Bild von unübertroffener Freude ausstrahlte, das einfach wunderschön war, es zu sehen. Nebst grossen Fragen wie derjenigen, ob wir mit unserem Partner gemeinsame Kinder haben möchten oder nicht, gibt es unzählige weitere unterschiedliche Präferenzen, die wir in der Partnerwahl und der Art und Weise der Beziehung, die wir aufbauen wollen, haben. Wie sehen Ihre persönlichen Vorlieben aus? Was brauchen Sie, um unverschämt und grenzenlos glücklich zu sein? Dies ist etwas, das Sie herausfinden müssen und das nur Sie herausfinden können. Weder Ihre beste Freundin, Ihre Eltern noch gesellschaftlich anerkannte Normen können diese Frage für Sie beantworten.

Worte wie Liebe, Respekt, Anerkennung, Spiel, Spass und Freude etc. haben eine grosse Flughöhe und sagen noch nichts über Ihre persönlichen Wünsche und Bedürfnisse aus. Diese kennenzulernen und anzunehmen, ist schlussendlich ein Ausdruck von Selbstliebe, da sie Teil Ihrer Einzigartigkeit als Individuum sind. Und diese Einzigartigkeit sollten Sie wie Ihr schönstes Kleid tragen. Und Sie sollten Sie mit einer einnehmenden Selbstverständlichkeit leben. Der Mann Ihres Lebens wird sich in Sie verlieben, weil Sie Ihre wirklichen Farben zeigen – und nicht, weil Sie eine verwaschene Form von etwas, das Sie als perfekt erachten, präsentieren.

Möglicherweise stellen Sie sich gerade die Frage, ob Sie es sich erlauben können, grosse Träume zu träumen - mit dem Risiko, umso tiefer zu fallen, weil Sie vielleicht nicht bekommen werden, was Sie sich wünschen, oder weil Sie immer noch zweifeln, dass die Geschichte dieses Mal ein anderes Ende nehmen wird und Sie die Liebe Ihres Lebens finden werden? Ich stelle Ihnen jetzt die Frage, die Sie sich stattdessen stellen sollten:

Können Sie es sich leisten, Ihre grössten Träume, Ihre tiefsten Wünsche, Ihre innersten Bedürfnisse zu ignorieren? Dies zu tun, könnte Sie Ihr Lebensglück kosten. Trauen Sie sich!!!

7.3 Erkennen Sie Ihre tiefsten Wünsche und Bedürfnisse

Ihren Lebenstraum auf grosser Flughöhe, nämlich den Mann Ihres Lebens zu finden, haben Sie bereits. Wenn Sie sich keine wunderbare Liebesbeziehung mit Ihrem Traumpartner wünschen würden, dann wären Sie jetzt nicht hier und würden mein Buch lesen. Jetzt ist die Zeit, an den Details zu feilen und herauszufinden, was Sie genau brauchen, um mit Ihrem Partner dauerhaft glücklich zu sein.

Vielleicht hatten Sie bereits Ihren Anteil an mehr oder weniger befriedigenden, längeren oder kürzeren Beziehungen mit Männern. Falls nicht, dann haben Sie garantiert genügend Beispiele von mehr oder weniger erfolgreichen Beziehungen in Ihrem Umfeld beobachten können, die Ihre Idee von dem geschärft haben, was Sie sich in der Beziehung mit Ihrem Liebsten wünschen. Was auch immer auf Sie zutrifft, Sie haben in Ihrem Leben genügend unterschiedliche Erfahrungen und Beobachtungen gemacht, dass Sie wissen, was Ihre heutigen Präferenzen in der Liebe sind, die Sie glücklich machen.

Die folgenden Fragen helfen Ihnen, Ihre tiefsten Wünsche und innersten Bedürfnisse in der Liebe zu erkennen:

- Wie will ich mich als wesentlicher Teil dieses Wunders von Liebe mit meinem Traumpartner **fühlen**?
- Was ist es, das ich wirklich mit dem Mann meines Lebens **erfahren** möchte?
- Was ist es, das ich wirklich gemeinsam mit dem Mann meines Lebens **erschaffen** möchte?
- Was ist es, das ich gemeinsam mit dem Mann meines Lebens **ausdrücken** möchte?
- Was ist es, das ich dem Mann meines Lebens gegenüber **ausdrücken** möchte?
- Was ist es, das ich gemeinsam mit dem Mann meines Lebens **beitragen** möchte?
- Was ist es, das ich dem Mann meines Lebens gegenüber **beitragen** möchte?

Nehmen Sie sich Zeit für die Beantwortung dieser Fragen. Das Resultat, die Liste Ihrer tiefsten Wünsche und Bedürfnisse, werden Sie nicht nur brauchen, um Ihre persönliche Vision und Ihre Intention zu gestalten. Sie werden sie auch brauchen, um Ihr unwiderstehliches und authentisches Online Dating Profil zu verfassen. Ganz abgesehen davon macht es auch einfach Spass, über all das nachzudenken, was Sie in der Liebe glücklich macht. Gönnen Sie sich diese Freude, denn Sie bewirken damit mehr, als Sie erahnen: Mit diesen beschwingten, sich gut anfühlenden Gedanken bahnen Sie sich den einfachsten Weg zu Ihrem Traumpartner. So will es das Gesetz der Anziehung.

-- Traumfrau Tipp:
Machen Sie eine Liste von allem, was Ihnen zu den gestellten Fragen einfällt. Stellen Sie sicher, dass Sie Ihre Wünsche in positiver Form auflisten. Wenn Sie sich dabei ertappen, dass Sie eine negative Aussage aufschreiben, dann ist das prima. Wenn Sie wissen, was Sie nicht wollen, fällt es Ihnen ganz leicht herauszufinden, was Sie stattdessen wollen. Ihre Liste braucht lange nicht die oft genannten hundert Punkte zu umfassen. Fangen Sie einfach an, legen Sie die Liste wieder beiseite, ergänzen und streichen Sie, wenn Ihnen etwas Neues einfällt. Wenn ein Wort oder Satz auf der Liste keine positiven Gefühle mehr in Ihnen auslöst, ist es Zeit, das Wort oder den Satz auszuradieren und durch etwas zu ersetzen, das ein grosses Lächeln auf Ihr Gesicht zaubert! Wenn Sie möchten, geben Sie sich ein paar Tage Zeit, um an Ihrer Liste zu basteln. Auch hier gilt: Es gibt sie nicht, die perfekte Liste!

-- Zusätzlicher Traumfrau Tipp:
Wenn Sie nicht sicher sind, ob Sie einen Wunsch oder ein Bedürfnis auf Ihrer Liste behalten oder streichen sollen, dann stellen Sie sich die Frage, ob Sie in einer Beziehung bleiben würden, wenn Sie „X" nicht haben könnten.

7.4 Grosse Träume und überzogene Erwartungen

Die meisten Frauen sind sich im Grunde genommen bewusst, dass sie überzogene Ansprüche an sich haben. Nicht unser Umfeld, sondern wir selbst sind in aller Regel unsere schlimmsten Kritiker. Dies nagt an unserem Selbstwertgefühl und lässt uns im Hamsterrad hinter etwas herlaufen, das wir nicht erreichen können.

Aber wie sieht es mit Ihren Erwartungen an Ihren Partner aus?

Wir alle wünschen uns einen Mann, der zu uns passt, der der Richtige für uns ist. Vielleicht träumen Sie auch davon, wie er aussieht: er ist gross, kräftig gebaut, dunkel, blond oder braunhaarig, hat blaue, grüne oder braune Augen. In jedem Fall ist er attraktiv und sportlich. Beruflich ist er natürlich erfolgreich, vielleicht ist er sogar ein Selfmade Millionär. Er überlässt Ihnen den Herd, sofern Sie gerne kochen. Aber er überrascht Sie immer wieder mit einem delikaten, selbst gekochten Essen. Er hat sogar an die rote Rose gedacht, die er auf dem weiss gedeckten Tisch platziert. Ich sehe, dass Sie bereits dahinschmelzen, obwohl ich noch gar nicht erwähnt habe, dass er selbstverständlich mit Humor und besten Manieren gesegnet ist (genau, er gehört der raren Gattung an, die Ihnen die Auto-, Haus- und Restauranttüre öffnet!). Zudem ist er ein wahrer Frauenflüsterer und (psst...) im Bett gleichzeitig liebevoll wie auch stürmisch. Er ist nicht nur nett, er ist äusserst sympathisch, hat einen tollen Freundeskreis, eine fantastisch unkomplizierte Familie, ist hochintelligent und gebildet. Er kann sich sehr gut vorstellen, mit Ihnen eine Familie zu gründen. Eigene Kinder hat er keine. Und eine Exfrau auch nicht. Ab und zu geht er gerne ins Theater oder in die Oper. Aber mit ihm können Sie auch mal so richtig an einem Rockkonzert abtanzen. Ob in den heimischen Gefilden oder in der Ferne an fremden Wassern: Er ist Ihr weltgewandter, immer gut gelaunter Partner, der Sie auf Händen trägt! Genau das ist er, der Traummann!!! Aber im unguten Sinne, weil er nämlich ein idealisiertes Plastikprodukt, eben ein Traum, ist und wohl auch bleiben wird.

Eine Menge der genannten Eigenschaften sind wichtig für eine glückliche Beziehung: Sie verdienen natürlich einen netten, sympathischen Mann, der Ihnen mit Haut und Haaren gefällt und der Sie genauso toll findet und Sie genauso liebt, wie Sie ihn. Sie sollen mit ihm um Gottes Willen nicht am Hungertuch nagen und er darf und soll Sie durchaus auf Händen tragen. Auch Eigenschaften wie Humor und Lebensfreude sollten auf Ihrer Wunschliste stehen. Auf der anderen Seite stellt sich die Frage, ob sich ein solcher Katalog mit Ansprüchen, wie ich ihn aufgelistet habe, wirklich in einer Person vereint findet, die nicht von Hollywood auf die Leinwand gepinselt wurde, sondern aus Fleisch und Blut ist.

Ich bin deshalb nicht unbedingt eine Freundin dieser bekannten hundert Punkte Wunschlisten, bei denen man hundert Eigenschaften des Partners, den man anziehen möchte, auflistet. Darauf finden sich nur allzu schnell Attribute, die für Ihr Liebesglück überhaupt nicht wesentlich sind. Seien wir ehrlich, der Richtige braucht weder 1.85 Meter gross, muskelbepackt noch unbedingt grünäugig zu sein. Auch sein Alter und sein Beruf sind zweitrangig. Und einen Selfmade Millionär brauchen wir für unser Lebensglück ebenfalls nicht. Vor allem dürfen, ja sollen wir nicht nur bei uns selbst, sondern auch bei einem Mann die Fünf gerade sein lassen. Auch ein Traummann darf Fehler begehen und Fehler haben. Bevor wir etwas ungnädig urteilend als *Fehler* beurteilen, sollten wir uns ohnehin zuerst überlegen, ob es nicht so ist, dass wir die Dinge einfach aus unterschiedlichen Blickwinkeln betrachten und beide Betrachtungsweisen ihre Berechtigung haben. Ein Schuss Toleranz für andere Standpunkte und Lebensweisen anstatt Schwarz-Weiss-Malerei kann in Beziehungen und im Leben wahre Wunder bewirken.

Er darf bei einem ersten Date einen Fehlstart erwischen und verdient vielleicht trotzdem eine zweite Chance. Er darf auch mal mit dem falschen Bein aufstehen oder kurzfristig ein Idiot sein – und er kann trotzdem Traummann Potenzial haben. Ein Mann, der gerade in einen riesigen Fettnapf getreten ist und über sich selbst lachen kann, anstatt vor Scham zu versinken oder ein riesiges Drama daraus zu machen, der ist sympathisch und – menschlich!

Es mag zugegebenermassen reichlich abgedroschen klingen, aber die wirklich wichtigen Attribute, die einen Traummann ausmachen, finden Sie nicht in seinem Äusseren, sondern in seinem Inneren: Es ist sein authentisches in sich Ruhen und das entsprechend echte Auftreten, das ihn anziehend macht. Es ist seine wunderbare Einzigartigkeit, die er mit natürlicher Anmut und Selbstsicherheit trägt, die uns wie ein Magnet anzieht. Dazu verkörpert ein Traummann Charaktereigenschaften und Werte wie Verlässlichkeit, Verbindlichkeit und Herzlichkeit, die in einer Beziehung, die auf Dauer ausgelegt sein soll, zählen. Wir brauchen jemanden, von dem wir wissen, dass er uns auch in schwierigen Zeiten nicht den Rücken kehrt. Jemanden, der uns in unseren Wünschen und Träumen unterstützt. Und vor allem jemanden, der uns so liebt und akzeptiert, wie wir sind. Und schliesslich hat ein Traummann auch den Willen und die

Fähigkeit, in einer Beziehung reflektiert zu kommunizieren. Das heisst natürlich nicht, dass Sie sich in jeden Mann, der diese Attribute in sich vereint, verlieben werden. Dazu braucht es auch dieses unerklärliche Quäntchen Chemie, das entweder da ist oder halt nicht da ist, wenn Sie einem Mann von Angesicht zu Angesicht begegnen.

-- Traumfrau Tipp:
Stellen Sie sicher, dass Sie sich bei der Suche nach Ihrem Traumpartner nicht in äusserlichen Details wie Körpergrösse, Haarfarbe, Beruf und Hobbies verlieren. Das Gesamtpaket muss schlussendlich stimmen und nicht jedes Detail!

-- Zusätzlicher Traumfrau Tipp:
Die gegenseitige Chemie ist zwar ein Teil dieses Gesamtpaketes, aber sicher nicht der einzig ausschlaggebende Teil. Wenn zwar die Chemie sehr gut stimmt, aber die restlichen Traummann Qualitäten fehlen, dann ist er definitiv nicht der Richtige.

7.5 Spuren Sie Ihre Zukunft vor

Sie haben nun eine Liste vor sich mit Ihren Antworten auf die Frage, wie Sie sich Ihre Zukunft mit Ihrem Traumpartner vorstellen. Nutzen Sie alle Ihre Sinne und lassen Sie daraus Ihre persönliche Vision entstehen. Der Schlüssel dazu ist, dass Sie sich mit all Ihren Sinnen selbst in Ihrer eigenen Liebesgeschichte vorstellen. Fühlen Sie sich in Ihre Geschichte hinein, geben Sie Ihrer Geschichte Farbe und Bilder, hören, riechen und schmecken Sie sich in Ihre neue Geschichte in der Liebe hinein– so komisch sich dies im ersten Moment anhören mag. Eine Vision entstehen zu lassen, ist für mich wie Tagträumen mit einer Absicht.

Stellen Sie sich zum Beispiel vor, wie Ihr Liebster Sie zu einem romantischen Dinner entführt. Malen Sie sich die entsprechenden Details dazu aus. Welches Ihrer Lieblingskleider tragen Sie? Spüren Sie den Stoff auf Ihrer Haut? Geniessen Sie es, wie er seinen Arm um Sie legt oder wie er zörtlich Ihren Nacken küsst. Was für Musik läuft im Hintergrund? Riechen Sie sein wunderbares Rasierwasser? Spüren Sie sein glückliches Lächeln? Welches Dessert teilen Sie sich? Egal, ob Sie seine Energie spüren oder ihn hören oder ihn als Umriss erkennen oder einfach wissen, dass er bei Ihnen ist, das ist alles vollkommen in Ordnung. Forcieren Sie nichts. Lassen Sie sich einfach auf eine sinnliche (mit Ihren Sinnen) Reise in Ihre Vision ein. Sie werden feststellen, dass nicht alle Ihre Sinne gleich stark ausgeprägt sind. Der Sehsinn und die Fähigkeit zu fühlen sind bei den meisten Menschen gut ausgeprägt, wohingegen nicht jeder Mensch in seiner Vorstellung etwas riechen, schmecken oder hören kann. Wenn ich Ihnen eine Empfehlung abgeben darf, dann fühlen Sie sich bitte, wenn immer möglich, in Ihre Vision hinein.

Fühlt es sich gut an, dann bleiben Sie dort und gehen Sie in Ihrer Vorstellung ruhig noch mehr ins Detail. Fühlt es sich hingegen nicht gut an, dann stellen Sie sich einfach eine andere Situation vor. Egal, was es ist, suchen Sie sich die Szenarien aus, die sich für Sie gut anfühlen, und kreieren Sie mit Hilfe Ihrer Liste die Geschichte, die Sie vor Glück erstrahlen lässt. Es spielt keine Rolle, ob Sie die Augen geschlossen oder offen halten, gönnen Sie sich am Morgen nach dem Aufstehen und am Abend vor dem Schlafengehen oder einfach mal so zwischendurch den Genuss, ganz in Ihrer Vision aufzugehen. Sie sind der Star Ihrer Vision. Sie sind die geliebte und wertgeschätzte Partnerin in Ihrer Vision. Sie spüren *seine* Liebe und *sein* überströmendes Glück, weil Sie sich gefunden haben. Geniessen Sie dieses Gefühl und bleiben Sie ruhig ein paar Minuten darin!

Auch wenn es Ihnen nicht so erscheinen mag, ist diese Übung sehr wirkungsvoll: Mit Ihrer Vision beginnen Sie, in Gedanken eine neue Geschichte zu erzählen. Die neue Geschichte, die nicht Ihre Vergangenheit in der Liebe widerspiegelt, sondern ein Abbild davon ist, wie Ihre neue Realität in der Liebe aussieht. Indem Sie gedanklich dorthin gehen, was Sie erreichen, erfahren, erschaffen und wie Sie sich fühlen wollen, erschaffen Sie sich Ihre neue, strahlende Zukunft.

-- Traumfrau Tipp:
Hören Sie auf, über Ihre alte Geschichte in der Liebe zu sinnieren und sie mit Ihren Freundinnen zu teilen, wenn die alte Geschichte nicht das ist, was Sie weiterführen möchten. Fangen Sie stattdessen an, Ihre neue, erfolgreiche Geschichte von der Liebe zu erzählen, in der Sie eine der beiden strahlend glücklichen Hauptgewinner sind!

8
Insidertipp zwei: Sie brauchen eine kraftvolle Intention

„Irgendwie fängt irgendwann
Irgendwo die Zukunft an,
Ich warte nicht mehr lang.
Liebe wird aus Mut gemacht,
Denk nicht lange drüber nach,
Wir fahr'n auf Feuerrädern
Richtung Zukunft in die Nacht."

Nena, Auszug aus ihrem Songtext:
„Irgendwie, Irgendwo, Irgendwann"

8.1 Beispiele für eine kraftvolle Intention

Eine Intention ist eine absichtliche, bewusste Ausrichtung auf ein bestimmtes Ziel.

Damit können Sie wahrscheinlich noch nicht so viel anfangen. Deshalb lüfte ich den Vorhang und bediene Sie mit zwei Beispielen, die Ihnen eine Idee davon geben, wie Ihre eigene Intention aussehen könnte. Im zweiten Beispiel oute ich mich als Fan von mit Liebe, Freude, Spiel und Spass prall gefüllten, grossen Intentionen. Vielleicht inspiriert Sie eine der beiden Intentionen zur lustvollen Verfassung Ihres eigenen Werks:

-- Erstes Beispiel:
„Es ist meine Intention, von einer authentischen, liebevollen, starken und maskulinen Präsenz in den Armen gehalten zu werden, so dass ich mich einfach fallen lassen und die glückliche Frau mit all ihren Facetten sein kann, die ich wirklich bin. Die Verbindung mit meinem Liebsten basiert auf bedingungsloser Liebe, gegenseitigem Respekt und Akzeptanz sowie diesem herrlich prickelnden Zauber zwischen uns. Unsere Beziehung ist geprägt von Leichtigkeit und entspannter Harmonie, weil wir beide wissen, dass alles gut ist. Durch unsere Partnerschaft wachsen uns Flügel, die uns hoch fliegen und gleichzeitig frei sein lassen, das zu tun, wozu wir geboren wurden. Gemeinsam erschaffen wir uns ein Paradies aus Liebe und Geborgenheit, das wir mit allen teilen, die mit uns in Kontakt kommen. Ich werde meinem wunderbaren Partner bis zum nächsten Valentinstag begegnen, so dass wir diesen Tag zu unserem Tag der Liebe machen können."

-- Zweites Beispiel:
„Ich bin ein weiblicher Magier, eine Göttin, die Erfüllung, Freude und Glück in meinem Leben hervorbringt. Ich erkenne, dass es meine Verantwortung ist, mir selbst alles zu geben, was ich brauche, um einen Quantensprung in der Liebe zu machen. Ich werde mit meinem geliebten Partner, meinem leidenschaftlichen Beschützer, meinem aufregenden und zärtlichen Liebhaber, meinem vertrauten Freund, meinem spirituellen Mitspieler, der wunderbaren Liebe meines Lebens bis Weihnachten 2017 verheiratet sein. Unsere Beziehung basiert auf tiefer Selbstliebe und unserer gleichermassen freudig geteilten Liebe füreinander. Wir fühlen uns strahlend lebendig und erfahren in unserem Zusammensein ein tiefes Gefühl von Wärme, Achtsamkeit, Authentizität, Integrität sowie das Empfinden, zu Hause angekommen zu sein. Wir teilen

unsere grosse Lebensfreude und lieben es, unseren Weg mit Humor, Spiel und Spass zu würzen. Fortwährend erschaffen wir ein intimes Geflecht aus der Verbindung unserer beiden Seelen, das uns den Mut gibt, immer wieder nach den Sternen zu greifen und über unsere empfundenen Grenzen hinauszugehen. Unsere Partnerschaft erhöht kontinuierlich unser Bewusstsein vom Glück und von der Magie unseres gemeinsamen Lebens. Das Leben selbst unterstützt uns darin, an uns zu glauben und an all das, was jeder von uns und was wir gemeinsam in der Welt beitragen können."

8.2 Machen Sie Ihre Intention zu Ihrem Nordstern

Die Erschaffung Ihrer Intention ist ein kreativer Prozess. Vielleicht gelingt Ihnen der grosse Wurf in einem Guss, vielleicht basteln Sie aber auch tagelang an Ihrer Intention herum und ersetzen immer mal wieder ein Wort oder einen ganzen Satz, bis Sie spüren, dass Ihre Intention genau das repräsentiert, was Sie in der Liebe erleben und wer Sie in der Partnerschaft mit Ihrem Liebsten sein möchten. Es gibt kein Richtig oder Falsch. Lassen Sie es gut sein, wenn sich Ihre Intention für den Moment so gut anfühlt, dass Ihr Herz freudig hüpft und Sie spüren, dass Ihre Lebensgeister jubeln. Das ist allemal perfekt genug!

Sie werden bemerkt haben, dass ich in den beiden Beispielintentionen nichts darüber geschrieben habe, wie der Wunschpartner aussieht, wo er wohnt, wie alt er ist oder was er für einen Beruf hat. Ich habe das mit Absicht so gemacht. Wenn Sie einen gleichaltrigen Partner suchen, dann wollen Sie das wahrscheinlich, da Sie im Leben in etwa am gleichen Punkt stehen und ähnliche Vorstellungen über Ihre gemeinsame Zukunft haben wollen und weil Sie es nicht unbedingt knisternd und spannend fänden, wenn er die Energie eines dreissig Jahre älteren Mannes hätte. Nur hat das alles schlussendlich nichts mit dem eigentlichen Alter einer Person zu tun. Ein zwanzig Jahre jüngerer Mann kann im Kopf und seinen Vorstellungen älter sein als ein zwanzig Jahre älterer Mann. Sie schränken Ihre Möglichkeiten nur unnötig ein, wenn Sie sich auf Äusserlichkeiten wie das Aussehen, den Beruf oder das Alter versteifen. Sie könnten auf diese Weise blind werden für Männer, die perfekt zu Ihnen passen, die aber über ein K.-o.-Kriterium von Ihnen stolpern und auf Nimmerwiedersehen aus Ihrem Leben verschwinden.

Nehmen Sie Ihre Liste mit Ihren tiefsten inneren Wünschen und Bedürfnissen zur Hand und fokussieren Sie sich vielmehr auf die Qualität dessen, was Sie erleben, was Sie erschaffen, was Sie beitragen und wer Sie in der Liebe sein möchten. Fokussieren Sie sich auf all das, was sich für Sie wunderbar herrlich anfühlt, wenn Sie an Ihre unbegrenzten Möglichkeiten in der Liebe und im Leben denken.

Wenn Sie Ihre Intention fertig haben, dann drucken Sie sie aus, denn es ist Zeit, Ihr Werk zu geniessen! Kleben Sie sie an den Kühlschrank, legen Sie ein Exemplar auf Ihren Nachttisch, auf Ihren Schreibtisch und in Ihre Papieragenda oder heften Sie sie an Ihre Pinnwand. Vielleicht haben Sie auch eine vertraute Freundin, mit der Sie Ihre Intention teilen können. In jedem Fall dürfen Sie sie täglich voller Vorfreude lesen. Fangen Sie damit am besten gleich am Morgen an, sobald Sie aufgewacht sind. Denn damit setzen Sie den geeigneten Ton für den ganzen Tag:

So sieht Ihre strahlend helle Zukunft aus! So fühlt sich Ihr zukünftiges Ich in der Partnerschaft mit dem Mann Ihres Lebens!

-- Traumfrau Tipp:
Wenn Ihnen die Liste Ihrer tiefsten Wünsche und Bedürfnisse zu wenig hergibt und Ihnen wie eine Trockenübung vorkommt, dann beobachten Sie einfach mit Anerkennung und Wertschätzung glückliche Paare in Ihrer Umgebung. Machen Sie eine Liste von all den kleineren und grösseren Dingen, die Sie berühren, wenn Sie sie sehen (ein Paar spaziert Hand in Hand durch den Park; er gibt ihr einen spontanen Kuss auf der Strasse; sie streicht ihm im Restaurant zärtlich über die Wange; ein Paar, das aus vollem Herzen lacht; ein in den Augen des anderen versunkenes Paar...).

-- Zusätzlicher Traumfrau Tipp:
Versehen Sie Ihre Intention mit einem Datum. Das könnte Ihnen den Extra Push geben, den wir manchmal brauchen, um etwas fokussiert und mit Durchhaltewillen voranzutreiben.

8.3 Vision und Intention sind Ihr Erfolgspaket

Beides, Ihre Vision und Ihre Intention, sind wertvolle Hilfsmittel, die Sie rasch zur Verwirklichung Ihres Traumes führen können: Ihre Vision hüllt Sie ein und durchdringt Sie von Kopf bis zu den Zehenspitzen mit der Energie Ihrer neuen, erfolgreichen und glücklichen Geschichte, die Sie in der Liebe schreiben werden. Wenn Sie es sich erlauben, diese sich fantastisch anfühlende Energiefrequenz möglichst unverfälscht aufrechtzuerhalten, bringt Sie das in kurzer Zeit dorthin, wo Sie in der Liebe wirklich sein möchten. Ihre Energie hoch zu halten, kann im normalen Alltag manchmal schwierig sein. Wohl die wenigsten von uns laufen den ganzen Tag mit einem verzückten Lächeln im Gesicht herum. Wenn das für unseren normalen Alltag gilt, so gilt dies umso mehr für unseren Online Dating Alltag!

Denn da geht es nicht einfach um Dinge des täglichen Lebens, sondern um Herzensdinge. Wir alle wissen, dass wir bei Herzensangelegenheiten äusserst verletzbar sind und nicht immer auf der ruhigen und besonnenen Seite stehen:

In Ihrem Online Dating Alltag wird es passieren, dass Ihr Profil ohne Kommentar weggeklickt wird, dass Sie keine Antwort auf eine Anfrage erhalten, dass Sie von einem Mann eine begeisterte Mitteilung bekommen und dann, kaum haben Sie Ihr Foto freigeschaltet, rein gar nichts mehr von ihm hören, oder dass Sie trotz stimmig scheinendem Austausch das Aha-Erlebnis völliger Inkompatibilität beim ersten Treffen erleben. Das kann verletzend und schlicht zermürbend sein und Sie im Nu von Ihrem Hoch ganz tief fallen lassen. Anstatt eines ausgiebigen „alle Männer sind blöd!“-Telefonats mit Ihrer besten Freundin nehmen Sie bitte Ihre Intention zur Hand, die Sie wieder bewusst auf Kurs bringt und auf Kurs hält, bis Sie das erreicht haben, was Sie sich schon so lange wünschen. Ihre Intention zeigt Ihnen nicht nur die Richtung, wohin es geht, sondern auch das Resultat davon, also Ihre wunderbare Zukunft, wenn Sie trotz dieses momentanen Tauchers frisch und fröhlich weitermachen.

-- Traumfrau Tipp:
Machen Sie Ihre Intention zu Ihrem Nordstern, der Ihnen die Richtung weist und Sie auch durch allfällige Turbulenzen auf Kurs hält, bis Sie das zu Ihrer heutigen Realität gemacht haben, was einst Ihre Zukunft war.

8.4 Vermeiden Sie die Realitätsfalle

Ihre tiefsten Bedürfnisse in der Liebe sind nicht nur pulsierende, lebendige, strahlende, lächelnde Versprechen all dessen, was sein könnte und was Sie erleben könnten. Ich gehe einen Schritt weiter: Ihre gesunden inneren Bedürfnisse sind die energetischen Vorboten Ihrer zukünftigen, manifestierten Realität. Aus Sicht dieses jetzigen Momentes sind sie noch nicht real. Sie stellen eine mögliche Zukunft dar oder, anders gesagt, eine ausgedehnte Version Ihrer aktuellen Realität. Alle Träume, alle tiefen Bedürfnisse, die Sie in Ihrem Leben schon verwirklicht haben, waren am Anfang lediglich eine mögliche, zukünftige Realität. So funktioniert das Leben.

Ich ermuntere Sie deshalb, realitätsfremd zu sein!

Sie lesen richtig! Gönnen Sie sich die Freiheit, Ihre Intention nicht nach Ihrer momentanen Realität auszurichten. Denn wenn Sie dies tun, binden Sie sich an Ihre aktuelle Realität und enthalten sich der Möglichkeit, darüber hinauszuwachsen. Gehen wir noch einen Schritt weiter: Gönnen Sie sich auch die Freiheit, sich gedanklich nach und nach von Ihrer momentanen Realität zu entfernen, in welcher Sie Ihren Traumpartner noch nicht gefunden haben. Blenden Sie nach und nach aus, was nicht mit dem übereinstimmt, was Sie in der Liebe leben wollen, und fokussieren Sie sich auf das, was Wirklichkeit werden soll: Das Gefühl, so, wie Sie sind, heiss und innig geliebt und unterstützt zu werden von einem wunderbaren Mann, Ihrem Traummann!

Realität, wie wir sie sehen, anfassen und oft auch zählen können, hat unsere westliche Welt seit Jahrzehnten dominiert. Als Konsequenz davon wurde uns gelehrt, dass wir der Realität ins Gesicht schauen müssen. Vielleicht kennen Sie das ernüchternde Erlebnis, wenn unsere grossen Träume von einer wohlmeinenden Lehrerin oder von unseren Eltern oder Freunden mit den tödlichen Worten zertrampelt wurden: *„Komm auf den Boden!“* oder *„Sei vernünftig!“*. Wenn wir diesen Worten Glauben schenken, sind sie mächtig genug zu verhindern, dass wir etwas aus uns und unserem Leben machen, das grösser ist als unsere jetzige Realität. Wenn wir diese oder ähnliche Worte hören (und ich glaube, jeder von uns hat sie mindestens einmal in der Kindheit gehört), dann geben sie uns normalerweise ein schlechtes Gefühl. Der Grund dafür ist, dass wir einen sehr weisen Teil in uns haben, der unfehlbar und ohne den kleinsten Zweifel weiss, dass diese Worte schlicht falsch sind. Diesen Teil nennen manche ihre Seele oder ihre innere Stimme. Ich nenne ihn am liebsten mein *Wahres Ich* oder mein *Inneres Wesen*.

Falls Sie dies noch nicht mit aller Regelmässigkeit und Selbstverständlichkeit tun, dann sollten Sie anfangen, auf Ihre innere Stimme zu hören, weil sie Ihre persönliche Wahrheit spricht. Die Sprache, die Ihre innere Stimme benützt, sind Ihre Gefühle und Emotionen. Wenn Sie die Worte *„Komm auf den Boden! Du kannst das sowieso nicht!“* in Zusammenhang mit Ihrem Lebenstraum von der grossen Liebe hören, dann fühlt sich das nicht gut an. Ihr Inneres Wesen weiss nun einmal, dass diese Worte nicht mit dem übereinstimmen, wer Sie in Wirklichkeit sind und was Sie alles sein können. Ihre Emotionen zeigen Ihnen an, wie sehr ein Gedanke, den Sie zu einem bestimmten Thema haben, mit dem Gedanken übereinstimmt, den Ihr weises Inneres Wesen im gleichen Moment über das gleiche Thema hat. Wem wollen Sie mehr Glauben schenken? Dem klugen Teil in Ihnen, der weiss, dass Sie ein geniales Wesen sind, dessen Geburtsrecht die Liebe ist; die Frau, die sich ihr Glück, wie immer es für Sie persönlich aussieht, selbst erschaffen kann?

Oder wollen Sie den Stimmen glauben, die Sie klein machen und Ihre Möglichkeiten und Freiheit einschränken? Eine rhetorische Frage, ich weiss! Aber erstaunlicherweise braucht es dennoch immer wieder Mut, Ja zur eigenen Grösse und zum eigenen Potenzial zu sagen.

Ich nenne Ihnen jetzt eines meiner Lieblingsbeispiele, um Ihre Zweifel ganz zu zerstreuen, dass Sie sich in der Liebe die Realität erschaffen können, die Sie sich wünschen und erträumen und die Ihren innersten Bedürfnissen entspricht. Ich könnte Ihnen jetzt ein fernes Land benennen, das Sie unbedingt einmal in Ihrem Leben bereisen wollten. Sie waren noch nie dort. Aber Sie wissen, dass Sie diesen Traum mit den richtigen Vorbereitungen wie Budget planen, Urlaub beantragen, planen, wohin Sie genau reisen und was Sie sich anschauen möchten, Flug und Unterkünfte buchen, allenfalls neuen Pass und Visum beantragen, packen, rechtzeitig mit allen notwendigen Dokumenten zum Flughafen erscheinen, verwirklichen können. Aber dieses Beispiel ist mir immer noch zu kompliziert:

Lassen Sie mich deshalb Ihre letzten Zweifel mit einem einfachen Liter Milch zerstreuen.

Sie wollen einen Liter besorgen, damit Sie für Ihren geliebten Morgenkaffee genügend Milch vorrätig haben. Sie treffen also wiederum die notwendigen Vorbereitungen, die beinhalten, dass Sie mit Ihrer Geldbörse zu den offiziellen Öffnungszeiten ins Lebensmittelgeschäft gehen. In unseren Breitengraden wird das Resultat so sein, dass Sie mit einem Liter Milch nach Hause kommen! Und ich bin sicher, dass Sie auf dem Weg ins Lebensmittelgeschäft nicht von Zweifel zerfressen werden, ob Sie wirklich den Liter Milch ergattern können, weil Sie vielleicht nicht jung genug sind oder Ihrer Meinung nach drei Kilo zu viel auf die Waage bringen. Und Sie fragen sich sicherhlich auch nicht händeringend, ob es wohl Ihre Bestimmung ist, Ihren Morgenkaffee je wieder mit Milch geniessen zu dürfen. Verstehen Sie mich richtig. Ich habe noch keinen Mann mit einem Karton Milch verglichen und habe auch nicht vor, inskünftig so respektlos zu sein. Mein Argument ist, dass es für Sie mit den richtigen Vorbereitungen genauso einfach ist, Ihren Wunsch nach einem Liter Milch oder Ihren Wunsch nach dem zu Ihnen passenden Lebenspartner zu verwirklichen. Den Mann Ihres Lebens anzuziehen, erscheint Ihnen nur wie ein gordischer Knoten, weil Sie, wenn Sie dieses Buch lesen, in diesem Bereich noch nicht den gewünschten Erfolg hatten. Und einen Liter Milch haben Sie schon tausendfach mit Erfolg gekauft (obschon Sie Ihren erfolgreichen Milchkauf bisher wahrscheinlich gar nie gebührend gefeiert haben). Das ist der ganze Unterschied!

Aus Ihrer vergangenen Erfahrung haben Sie den Glaubenssatz geschaffen, dass es schwierig bis unmöglich ist, Ihren Traumpartner anzuziehen. Weil es bisher nicht geklappt hat. Weil es so eine einzigartig glückbringende Erfahrung ist, in einer liebevoll glücklichen Partnerschaft zu leben, und dieses Glück wohl nur für wenige Einzelne möglich ist. Weil es für Sie in diesem Leben vielleicht nicht bestimmt ist. Weil Sie schlanker oder jünger sein müssten. Weil die wirklich guten Männer alle schon vergeben sind. Und so weiter... Von den universellen Gesetzen der Anziehung (vom Resonanzgesetz) aus betrachtet, ist es genauso einfach, einen Liter Milch wie auch Ihren Mr. Right anzuziehen. Das Universum hat keine gesonderten Gesetze für Liebesbeziehungen geschaffen. Immer wenn Sie zu zweifeln beginnen, ob Sie eine dieser mit dem besonderen Quäntchen Glück gesegneten Frauen sein könnten, die ihren Lebenstraum in der Liebe verwirklichen dürfen, werde ich ab jetzt in Ihren Gedanken auftauchen und Sie daran erinnern, wie einfach es für Sie ist, Ihren Wunsch nach einem Liter Milch zu verwirklichen. Ich unterstütze Sie mit Leidenschaft und einem Schuss Hartnäckigkeit dabei, dass Ihre Träume von Ihrer legendären Liebesbeziehung Wirklichkeit werden. Manchmal ist es nämlich hilfreich, wenn etwas hartnäckig wiederholt wird, da wir vielleicht erst beim dritten oder vierten Mal dessen wirkliche Bedeutung erfassen: Beharrlich, wie ich bin, komme ich noch einmal auf das Thema *Mindwork* zurück. Mindwork ist mehr, als blosse Kopfarbeit oder der bewusste Einsatz Ihrer Denke. Es hat mit einer inneren Überzeugung zu tun, einem in sich ruhenden, unterschütterlichen Wissen, wer Sie wirklich sind und wer Sie sein können. Und das schliesst weit mehr als nur Ihren Kopf ein. Ich weiss aus eigener Erfahrung, wie zentral wichtig diese innere Überzeugung ist. Auch meine Klientinnen haben die mit Abstand schnellsten und besten Resultate, wenn sie sich nicht bloss das Wissen aneignen, wie sie clever online daten können, sondern zusätzlich auch an ihrem Mindset arbeiten. Falls auch Sie Mindwork als Quatsch abzutun pflegen, sollten Sie sich vielleicht die Frage stellen, weshalb die besten Sportler der Welt Mentalcoaches haben...

Wirkliche Veränderungen finden in Ihrem Innern statt. Das, was sich im Aussen verändert, ist lediglich die direkte Folge davon.

Wenn die Liebe Ihr Geburtsrecht ist, dann folgt die Freiheit in ihren Fusstapfen. Sie sind frei, sich eine neue Zukunft auszusuchen, wenn Ihre aktuelle Realität nicht dem entspricht, was Sie sich im Innersten erträumen. Ich glaube fest an Sie! Es ist Zeit, dass auch Sie an sich und Ihre unbegrenzten Möglichkeiten in der Liebe und im Leben glauben!

-- Traumfrau Tipp:
Erlauben Sie sich, grosse Träume zu haben und in Kontakt mit Ihren tiefsten Wünschen und Bedürfnissen zu sein. Sie sind es, die uns wachsen lassen und unsere Lebensfreude wecken. Es gibt nichts Köstlicheres, als wenn Sie einen tiefen Wunsch erkannt und sich die Erlaubnis gegeben haben, ohne Wenn und Aber darauf zuzusteuern!

-- Zusätzlicher Traumfrau Tipp:
Vielleicht hilft es Ihnen, sich daran zu erinnern, dass alle grossen Denker mit einem Traum begonnen haben, der grösser war als ihre aktuelle Realität.

-- Zusätzlicher Traumfrau Tipp:
Erlauben Sie Ihrer jetzigen Realität auf keinen Fall, Sie einzuengen und zu definieren, wer Sie sind und wer Sie in Zukunft sein können. Im Gegenteil: Wenn Ihre aktuelle Realität nicht das ist, was Ihr Herz zum Singen bringt, seien Sie realitätsfremd und machen Sie Ihre Zukunft in Gedanken zu Ihrer Gegenwart.

-- Zusätzlicher Traumfrau Tipp:
Bitte arbeiten Sie an Ihrem Mindset! Denn wirkliche Veränderung findet im Innern statt. Das, was Sie im Aussen anziehen, ist nicht mehr (und nicht weniger!) als eine direkte Folge Ihrer Denkweise und Ihrer Überzeugungen. Ich versichere Ihnen, dass Sie mit etwas Arbeit an Ihrer Denkweise in der Liebe und im Leben so richtig durchstarten werden! Sie werden sehen, es macht wirklich Spass, den Erfolg in den eigenen Händen zu haben.

9
Insidertipp drei: Entscheiden Sie sich für eine Online Partnervermittlung

„Die Menschen sind wie bunte Glasfenster:
Sie funkeln und leuchten, wenn die Sonne scheint;
doch nach Anbruch der Dunkelheit wird ihre wahre Schönheit nur offenbar,
wenn sie ein inneres Licht haben."

Elisabeth Kübler-Ross

9.1 Eine einfache Lösung für die Qual der Wahl

Wenn Sie sich schon einmal im Internet nach Partnervermittlungsseiten umgeschaut haben, wissen Sie, dass es alleine im deutschsprachigen Raum hunderte oder sogar tausende von kleineren und grösseren Plattformen gibt. Meine Google-Suche mit dem Stichwort *Online Dating Plattform* hat sage und schreibe neunundneunzig Millionen Ergebnisse geliefert. Ich höre Sie also, wenn Sie von der schieren Fülle der Möglichkeiten schlicht erschlagen sind. Das brauchen Sie aber nicht, weil Sie sich nicht durch hunderte oder tausende von Plattformen hindurcharbeiten werden. Verlassen Sie sich stattdessen auf lange Bewährtes und konzentrieren Sie sich auf die im deutschsprachigen Raum grössten Online Partnervermittlungen. Das geschieht nicht nur deswegen, weil die Erfolgsquote bei diesen Anbietern bei über vierzig Prozent liegt. (Als Klammerbemerkung muss ich anfügen, dass ich der klaren Meinung bin, dass diese Erfolgsquote viel höher liegen könnte, wenn mehr Männer und Frauen wüssten, wie sie die Online Partnersuche clever, zielgerichtet und mit Spass angehen könnten. Denn so geben sehr viele frustriert auf und verlegen sich auf das gute, alte *Warten bis der oder die Richtige kommt*.) Sie sollten sich auch deshalb auf die grössten Online Partnervermittlungen konzentrieren, weil Ihnen die Auswahl an potenziellen Partnern bei diesen Plattformen bisher ungeahnte Möglichkeiten bietet! Die grossen Partnervermittlungen haben weitere Vorteile gegenüber den meisten kleineren Plattformen, wie zum Beispiel der nicht zu unterschätzende Schutz Ihrer Privatsphäre und Ihrer Daten. Dazu jedoch später.

Viele der kleineren Partnervermittlungsseiten haben ein Nischenangebot, bieten also beispielsweise eine explizit christliche oder jüdische Partnersuche an, Partnersuche für Leute über sechzig, für Alleinerziehende oder Weltenbummler. Manche davon haben nur eine Mitgliederbasis von nicht einmal tausend Partnersuchenden, wovon vielleicht nur wenige hundert aktiv auf Partnersuche und die restlichen Profile nicht gelöschte Altlasten sind. Natürlich können Sie sich für eine dieser Seiten entscheiden, wenn Sie sich angesprochen fühlen. Sie müssen sich einfach bewusst sein, dass Ihre Auswahl an möglichen Partnern dadurch sehr klein ist. Ich schliesse sicher nicht aus, dass sich unter diesen wenigen Mitgliedern genau Ihr Traummann befinden könnte, aber als Erfolgsstrategie für

Ihre Partnersuche würde ich Ihnen definitiv eine Plattform mit einer ansehnlichen Mitgliederbasis empfehlen. Falls Sie sich für eine Nischen Plattform entscheiden, sollten Sie sich parallel bei einem der grossen Anbieter anmelden, um Ihre Optionen nicht unnötig einzuschränken.

9.2 Die Kostenfrage

Die grössten Online Partnervermittlungen im deutschsprachigen Raum, ich nenne sie mit einem Augenzwinkern *die Grossen drei*, kennen Sie bereits aus dem Untertitel meines Buches. Es sind dies Parship, eDarling und ElitePartner. be2 gehört eigentlich auch dazu. Da diese Plattform jedoch nur sehr eingeschränkte Möglichkeiten für eine Individualisierung des Profils bietet, kann ich sie nur bedingt empfehlen.

Sowohl Parship, eDarling, ElitePartner als auch be2 preisen eine kostenlose Anmeldung an. Das stimmt zwar im Wortsinne, ist aber schlussendlich eine werbemässige Mogelpackung: Die Anmeldung mit dem Persönlichkeitstest zur Ermittlung von passenden Partnervorschlägen, die Erstellung des Profils, der Erhalt von Partnervorschlägen sowie das Erhalten von Nachrichten sind kostenlos. Andere Mitglieder sehen Ihr Profil, auch ohne dass man eine Mitgliedschaft abschliessen muss. be2 und eDarling erlauben Ihnen sogar, Mitgliedern eine persönliche Nachricht zu senden, auch wenn Sie kein zahlendes Premium Mitglied sind. Nur nützt Ihnen das reichlich wenig, weil Sie als nicht zahlendes Mitglied keine eingehenden Nachrichten von interessierten Männern lesen können. Sie sehen zwar, wer Ihnen geschrieben hat und wie lange der Text ist, nur ist dieser unkenntlich gemacht. Und kommen Sie bitte nicht auf die Idee, Sie könnten einem Mann einfach Ihre Telefonnummer senden und ihn um einen Rückruf bitten. Das wäre einfach nur unbesonnen und hätte mit cleverer Partnersuche wirklich nichts zu tun! Wenn Sie also auf effektive Weise auf Partnersuche gehen wollen, kommen Sie bei den Grossen drei und bei be2 nicht darum herum, eine kostenpflichtige Mitgliedschaft abzuschliessen. Sie fragen sich jetzt vielleicht, weshalb Sie unnötig Geld ausgeben sollen, wenn es doch diverse Anbieter gibt, bei denen Sie Ihr Profil kostenlos aufschalten und frei Nachrichten mit anderen Mitgliedern austauschen können. Lassen Sie es mich mal so ausdrücken:

Für Ihren Lebenstraum sollten Sie nicht am falschen Ort sparen!

Ich bin mir sicher, dass Sie schon für weniger Wichtiges, als den Partner fürs Leben zu finden, Geld ausgegeben haben. In meinem Kleiderschrank und meiner Schuhsammlung haben sich jedenfalls schon einige Teile befunden, die ich nach dem Kauf nur wenige Male oder sogar gar nicht getragen habe. Zudem schreckt die Kostenpflicht schon mal etliche Internetbetrüger ab und all diejenigen, die nur mal so ein bisschen rumspielen wollen und gar keine Partnerin suchen. Es gibt schliesslich genügend kostenfreie Online Dating Plattformen, wo sich diese Leute austoben können. Allerdings sollten Sie im Hinterkopf behalten, dass es natürlich Ausnahmen von dieser Regel gibt.

Glücklicherweise wird der Abschluss eines Vertrages bei einer Online Partnervermittlung nicht Ihr Bankkonto sprengen. Die Grossen drei und be2 haben ein ähnliches Preisniveau, um wettbewerbsfähig zu sein. Die Kosten für die Möglichkeit, Anfragen von interessierten Männern lesen zu können, diese zu beantworten und andere Mitglieder frei zu kontaktieren, beläuft sich bei den genannten Plattformen auf ca. CHF 55.00 bis 80.00/Euro 45.00 bis 55.00 pro Monat, wenn Sie sich für eine Vertragsdauer von sechs Monaten entscheiden. Manche Anbieter geben Ihnen die Möglichkeit, sich für lediglich drei Monate oder sogar nur für einen Monat zu binden. Auf der anderen Seite können Sie auch eine Mitgliedschaft für zwölf oder gar vierundzwanzig Monate abschliessen.

Ich empfehle Ihnen, eine kostenpflichtige Mitgliedschaft für sechs Monate abzuschliessen.

Dies ist ein durchaus realistischer Zeitrahmen, um Ihren Traummann zu finden. Wenn Sie jemanden getroffen haben, gibt Ihnen das zudem genügend Zeit, in aller Ruhe zu schauen, wie sich Ihre Beziehung entwickelt und dann erst zu entscheiden, ob beide ihre Profile bis zum Ablauf der Mitgliedschaft inaktiv stellen lassen wollen – oder ob es halt doch nicht so stimmt und Sie weitersuchen wollen.

Ein weiterer, meiner Meinung nach nicht zu unterschätzender Vorteil der kostenpflichtigen Partnervermittlungsportale Parship, ElitePartner und be2 ist, dass Fotos, die Sie auf Ihrem Profil hochgeladen haben, nur verschwommen dargestellt werden. Sie haben dadurch die Möglichkeit, jeweils selbst zu entscheiden, ob Sie Ihre Bilder für ein anderes Mitglied freischalten wollen oder nicht. Das gibt Ihnen einen grösstmöglichen Schutz Ihrer Privatsphäre und Ihrer persönlichen Daten. Als clevere Berufsfrau ist es von Vorteil, wenn Ihre Vorgesetzten, Ihre Arbeitskollegen oder Klienten nicht ohne weiteres sehen, dass Sie sich auf einem Partnersuche Portal angemeldet haben und nach Ihrem Traumpartner suchen. Verstehen Sie mich richtig: Sie müssen selbstverständlich nicht verstecken, dass Sie sich auf einer Online Dating Plattform angemeldet haben. Wenn Sie die Mitgliederzahlen auf den verschiedenen Portalen anschauen, dann sehen Sie, wie verbreitet diese Art, einen Partner zu suchen, in den letzten Jahren geworden ist. Die Ansicht, dass bloss Mauerblümchen und verzweifelte alte Jungfern auf der einen Seite und unstete Aufreissertypen auf der anderen Seite eine Online Partnervermittlung wählen, können Sie als längst überholt vergessen! Dennoch ist ein gesundes Mass an Anonymität durchaus zu begrüssen. Schlussendlich geht es doch darum, dass die Entscheidung, wem Sie anvertrauen, dass Sie Ihren Traummann über eine Online Partnervermittlung suchen, bei Ihnen bleiben soll. Deshalb lege ich Ihnen nahe, dass Sie nur eine solche Partnervermittlungsseite nutzen, bei welcher Ihre Privatsphäre grösstmöglich geschützt ist und es ganz bei Ihnen liegt, welchem anderen Mitglied Sie Ihre Identität offenbaren. Im Gegensatz zu den allermeisten kostenlosen Portalen bieten sowohl Parship, ElitePartner als auch be2 diese Möglichkeit an. Einzig bei eDarling sind die Profilbilder frei einsehbar. Sie müssen selbst entscheiden, ob dies für Sie akzeptabel ist oder nicht.

Ihr richtiger Name erscheint natürlich bei keinem der genannten Online Partnerportale. Bei eDarling und be2 können Sie einen Profilnamen aussuchen, der den anderen Mitgliedern angezeigt wird. Bei Parship und ElitePartner bekommen Sie eine anonymisierte Chiffre zugewiesen. Ihr Wohnort wird entweder nur mit den ersten Ziffern Ihrer Postleitzahl angegeben oder es wird die nächstgrössere Stadt als Ihr Wohnort angegeben.

Sollten Sie wirklich nicht in der Lage sein, einen Mitgliederbeitrag in dieser Höhe für Ihren Lebenstraum aufzubringen, dann könnten Sie sich zum Beispiel von mehreren Personen eine Mitgliedschaft zum Geburtstag oder zu Weihnachten schenken lassen. Eine andere Möglichkeit wäre, dass Sie sich anmelden, Ihr Profil ausfüllen... und einfach einmal abwarten. Alle genannten

Partnervermittlungsseiten bieten Ihnen nach einer gewissen Zeit eine vergünstigte Mitgliedschaft an, um Sie vielleicht doch noch als Kundin zu gewinnen. Ich gebe offen zu, dass ich diese Möglichkeit als reine Notfallstrategie ansehe, wenn Sie sich unter keinen Umständen eine normale Mitgliedschaft leisten können und die kostenlosen Partnervermittlungsseiten Sie nicht überzeugen. Sie müssen sich im Klaren sein, dass Ihr Profil einen oder sogar zwei Monate online ist und Ihnen schon unzählige Männer geschrieben haben, denen Sie nicht antworten können. Erstens ist das nicht fair, weil diese Männer Zeit und Hoffnung in eine Anfrage an Sie gesteckt haben. Zweitens ist Ihr Profil, wenn es schon länger online war, bei Weitem nicht mehr so interessant, wie es in den ersten zwei Monaten nach dem Aufschalten war. Und glauben Sie nicht, dass es ein Mann sexy findet, wenn Sie ihm mit einer langatmigen Entschuldigung nach zwei Monaten endlich antworten. Natürlich melden sich immer wieder neue Mitglieder an, aber die grösste Wirkung hat Ihr Profil, wenn es frisch aufgeschaltet ist. Das ist nun mal mit den meisten neuen Dingen im Leben so, was Produkthersteller schon längstens begriffen haben. Deshalb werden Sie auch alle paar Monate bemerken, dass Ihr Lieblingsduschmittel aus dem Supermarkt gerade durch ein „neues Dufterlebnis" ersetzt wurde. Und deshalb gibt es jede Saison eine brandneue Modekollektion.

Das Prinzip ist nun mal, dass nichts so heiss ist wie etwas Neues, das lanciert wird. Dessen sollten Sie sich bewusst sein, wenn Sie sich tatsächlich überlegen sollten, auf einem Online Partnersucheportal auf Zeit zu spielen.

9.3 Parship, eDarling oder ElitePartner

Parship, eDarling und ElitePartner bieten sehr ähnliche Leistungen an. Bei jeder der genannten Partnervermittlungen sind mehrere Millionen deutschsprachiger Singles angemeldet. Bei allen genannten Portalen ist auch die Zahl der täglich aktiven Nutzer sowie der Neuanmeldungen so hoch, dass eine ausreichende Auswahl an möglichen Partnern garantiert ist. Selbst die von den Anbietern deklarierten Erfolgsquoten, also die Paare, die sich über die Singlebörse gefunden haben, unterscheiden sich mit achtunddreissig bis zweiundvierzig Prozent nicht markant voneinander. Die folgenden Tipps können Ihnen dabei helfen, trotz der Ähnlichkeiten der Angebote die für Sie richtige Online Partnervermittlung zu finden.

9.3.1 Die Altersstruktur

Worauf Sie achten sollten, ist die Altersstruktur auf den jeweiligen Plattformen. Nicht alle Portale bieten diese Information auf ihrer Einstiegsseite an. Singlebörsenvergleiche im Internet geben einen einfachen Überblick über die jeweilige Altersstruktur von Parship, eDarling und ElitePartner. In den Hilfreichen Ressourcen am Ende dieses Buches finden Sie die entsprechenden Internetseiten. Wenn Sie einen Partner im Alterssegment der Sechsunddreissig- bis Fünfundfünfzigjährigen suchen, können Sie diesbezüglich eigentlich nichts falsch machen, da diese Altersgruppe auf allen drei Portalen relativ gut vertreten ist. Wenn Sie allerdings nicht dieser Altersgruppe angehören oder einen Partner ausserhalb dieser Altersgruppe suchen, lohnt sich ein Blick auf die jeweilige Altersstruktur der verschiedenen Singlebörsen. Denn eine grosse Auswahl an möglichen Partnern schadet Ihrer Sache grundsätzlich nicht!

9.3.2 Akademiker oder Nichtakademiker

Diese Frage können nur Sie selbst beantworten. Mir persönlich war es damals nicht wichtig, ob mein Partner studiert hat oder nicht. Ich wollte zwar einen Partner, der intelligent ist, und mit dem ich spannende Gespräche über Gott und die Welt führen kann. Da Intelligenz für mich nicht von einem Studium abhängt, war ich bei diesem Thema offen. Dennoch bin ich schlussendlich an einen Partner geraten, der nicht nur eine Berufslehre gemacht und die Jazz-Schule abgeschlossen, sondern auch noch Informatik studiert hat. Aus Danis Profil konnte ich das allerdings nicht lesen. Ich hätte ihn nicht kennengelernt, wenn ich nur mit Männern kommuniziert hätte, bei denen von Anfang an klar war, dass sie studiert haben. Eine gesunde Portion Aufgeschlossenheit kann ich also durchaus empfehlen. Wenn Sie Wert darauf legen, dass Ihr Partner eine akademische Ausbildung hat, dann werden Sie bei ElitePartner am besten aufgehoben sein. Der Akademikeranteil unter den Mitgliedern beträgt auf dieser Plattform satte achtundsechzig Prozent. Bei Parship sind zweiundfünfzig Prozent Akademiker. Von eDarling habe ich keine offiziellen Zahlen gefunden. eDarling spricht von einer „normalbürgerlichen Struktur". Nach meiner Erfahrung gibt es bei eDarling sowohl Akademiker als auch Nichtakademiker, jedoch deutlich weniger Akademiker als bei ElitePartner oder Parship. Wirklich nur sehr wenige Akademiker finden Sie bei be2. Auch wenn von be2 ebenfalls keine Zahlen verfügbar sind, ist meine Erfahrung mit be2 ganz klar, dass nur sehr vereinzelte Akademiker diese Partnervermittlung nutzen. Gemäss be2 bietet diese Seite einen breiten Querschnitt durch die Bevölkerung und repräsentiert damit den Ottonormalverbraucher. Wenn Sie einen Akademiker oder eher höher ausgebildeten Partner suchen, dann ist be2 einfach nicht die richtige Plattform für Sie.

Es gibt eine weitere Partnervermittlungsseite, die aus ElitePartner entstanden ist und die einen noch grösseren Anteil an Akademikern und wohl auch gut situierten Mitgliedern aufweist: AcademicPartner. Allerdings hat diese Website lange nicht so viele Mitglieder wie Parship, eDarling, ElitePartner und be2. AcademicPartner nennt sich selbst „Die Partnervermittlung für höchste Ansprüche". Wenn über ElitePartner gesagt wird, die Plattform sei elitär, was ich nicht nachvollziehen kann, weil sich dort tatsächlich nicht ausschliesslich Akademiker tummeln, dann gilt das umso mehr für AcademicPartner. Ich würde die Seite als leider etwas verknöchert bezeichnen. Zudem hat sie ein eher älteres Zielpublikum.

Falls Sie Wert auf einen gebildeten, kultivierten Partner legen, bieten Ihnen sowohl Parship als auch ElitePartner eine grosse Auswahl an möglichen Partnern. Ich würde Ihnen AcademicPartner nur empfehlen, wenn Sie klar jenseits von fünfzig sind und Bildung, Kultiviertheit und auch ein gehobener Lebensstandard Ihres Partners für Sie wichtige Pfeiler für eine Partnerschaft sind. Sie könnten sich auch überlegen, AcademicPartner als Ihre Nischenplattform auszuwählen und dort zusätzlich zu Parship oder ElitePartner eine Mitgliedschaft zu lösen. Damit haben Sie dann quasi zwei Fliegen mit einer Klappe erlegt.

9.3.3 Ein virtueller Rundgang

Schauen Sie sich doch einfach einmal auf den genannten Partnervermittlungsseiten um. Alle bieten einen virtuellen Rundgang an. Ohne sich anmelden zu müssen, können Sie sich unverbindlich einen ersten Eindruck verschaffen. Der Internetauftritt der jeweiligen Online Partnervermittlungen entspricht meines Erachtens ihrem Zielpublikum. Sowohl

Parship als auch eDarling und ElitePartner sind ähnlich aufgebaut, wobei Ihnen Parship bei der Gestaltung Ihres Profils die meisten Freiheiten und dadurch besten Möglichkeiten lässt, sich als unwiderstehliche Traumfrau zu zeigen. Aber auch bei eDarling und ElitePartner können Sie, wenn Sie es klug anstellen, problemlos ein unwiderstehliches Profil erstellen, das Ihre Traumfrauqualitäten für potenziellen Partner offensichtlich macht. Wie das geht, zeige ich Ihnen gleich im Insidertipp vier! be2 hingegen ist eher für Menschen gedacht, die keine eigenen Texte verfassen wollen. Der Aufbau ist sehr bildgeprägt und einfach. Für Individualität und ein Profil, das wirklich aus der Masse herausragt, lässt das leider nur wenig Raum. Aus diesem Grund kann ich be2 nicht uneingeschränkt empfehlen. Sie finden be2 deshalb auch nicht im Untertitel meines Buches.

Schlussendlich sollten Sie die Online Partnervermittlung auswählen, die am besten Ihren Bedürfnissen und Ihrem Alter entspricht und die Sie von der Gesamtleistung am meisten überzeugt. Im Zweifel sollten Sie auf Ihr Bauchgefühl hören.

9.4 Der psychologische Test

Sowohl Parship als auch eDarling und ElitePartner verlangen bei der Anmeldung, dass Sie online einen psychologisch fundierten Persönlichkeitstest absolvieren, der zwanzig bis dreissig Minuten dauert. Aufgrund dieses Tests sollen diejenigen möglichen Partner im Mitgliederpool gefunden werden, die am besten zu Ihnen passen. Die verschiedenen Portale haben unterschiedliche Persönlichkeitstests. Parship beispielsweise wirbt mit seinem wissenschaftlichen „PARSHIP-Prinzip®“, das Menschen zusammenbringen soll, zwischen denen eine ausgewogene Mischung aus Gemeinsamkeiten und Unterschieden besteht, da diese Paare ein besonders hohes Potenzial haben, gemeinsam glücklich zu werden. Auch die anderen der genannten Plattformen werben mit wissenschaftlichen Persönlichkeitstests, mit denen, gemäss eDarling, individuelle Interessen, Werte, Einstellungen, Beziehungswünsche und –ziele und die Persönlichkeitsstruktur erfasst werden sollen.

Ich habe mich durch die Persönlichkeitstests von Parship, eDarling, ElitePartner und be2 gekämpft. Dabei habe ich die Fragen nach bestem Wissen und Gewissen beantwortet, da ich daran interessiert war zu erfahren, wie sehr ich mich im Ergebnis der Tests erkennen kann. Ich muss zugeben, dass ich erstaunt war, wie gut ich mich von den Persönlichkeitstests aller genannten Anbieter erkannt fühlte - sowohl hinsichtlich der Frage, wer ich bin, als auch, wie ich in einer Partnerschaft funktioniere. Haben Sie keine Bedenken wegen des Tests. Nehmen Sie sich genügend Zeit dafür und bereiten Sie sich vor. Nicht, wie Sie sich auf eine Prüfung in der Schule vorbereitet haben, sondern indem Sie sich noch einmal in aller Ruhe vergegenwärtigen, was das Ziel der ganzen Übung ist: Dass Sie den zu Ihnen passenden Partner finden! Lassen Sie sich nochmals von einer Vision mit Ihrem Liebsten verzaubern, die Sie glücklich macht. Nehmen Sie Ihre Intention zur Hand, lesen Sie sie durch und geniessen Sie die guten Gefühle, die in Ihnen hochsteigen. Anstatt ein möglichst gutes Resultat Ihres Persönlichkeitstests anzustreben, entspannen Sie sich und seien Sie einfach Sie selbst. Beantworten Sie die Fragen ehrlich und wahrheitsgetreu - und nicht so, wie Sie denken, Sie müssten sie beantworten. Antworten Sie spontan und überlegen Sie nicht zu lange.

Jetzt sind Sie bereit für Ihren Persönlichkeitstest!

-- Traumfrau Tipp:
Gehen Sie den Persönlichkeitstest spielerisch an. Es gibt auch hier keine richtigen und falschen Antworten. Und wenn Sie mal nicht wissen, ob Sie „A“ oder doch eher „B“ aussuchen sollten, weil Sie eigentlich lieber „C“ wählen würden, das jedoch nicht zur Auswahl steht, dann denken Sie daran, dass es Ihrem Traumpartner vielleicht gerade auch so geht, und machen Sie gut gelaunt weiter.

-- Zusätzlicher Traumfrau Tipp:
Sobald Sie den Persönlichkeitstest beendet und einige persönliche Angaben über sich gemacht haben, erhalten Sie von der Online Partnervermittlung Ihre ersten Partnervorschläge. Auch wenn es Ihnen schwer fällt, halten Sie sich noch zurück! Denn jetzt ist der Zeitpunkt, um Ihr Profil zu erstellen! Im folgenden Insidertipp vier zeige ich Ihnen, wie Sie Ihr unwiderstehliches und authentisches Profil kreieren, das Ihr Traumfraupotenzial zeigt.

-- Zusätzlicher Traumfrau Tipp:
Zum Zeitpunkt, in dem dieses Buch in Druck geht, ist die Rechtslage betreffend die Gültigkeit einer automatischen Vertragsverlängerung bei nicht rechtzeitiger Kündigung leider noch nicht in allen deutschsprachigen Ländern eindeutig geklärt. Damit Sie nicht in die Falle einer automatischen Verlängerung Ihrer Mitgliedschaft tappen, rate ich Ihnen, eine 6-monatige Mitgliedschaft abzuschliessen und Ihre Mitgliedschaft unverzüglich wieder auf Ende der vereinbarten 6-monatigen Laufzeit zu kündigen. Verlängern können Sie jederzeit! Schauen Sie sich die jeweiligen AGB genau an: ElitePartner beispielsweise akzeptiert nur eine Kündigung per Fax oder Brief mit eigenhändiger Unterschrift. Wenn Sie diesen Trick anwenden, verpassen Sie garantiert keine Kündigungsfrist – egal, wie sich die Rechtsprechung zu dieser Frage entwickeln wird.

10
Insidertipp vier: Erschaffen Sie Ihr unwiderstehliches und authentisches Profil

„Frage Dich nicht, was die Welt braucht.
Frage Dich, was Dich lebendig macht.
Und dann geh und tue es.
Denn die Welt braucht Menschen,
die lebendig geworden sind."

Harold Whitman

10.1 Vier Gründe, weshalb Sie ein unwiderstehliches Profil brauchen

Mit einem unwiderstehlichen Profil haben Sie einen fast schon unfairen Vorteil gegenüber den meisten anderen Frauen mit 08/15 Profilen. Mit einem wirklich unwiderstehlichen und authentischen Profil

- bekommen Sie ganz klar mehr Zuschriften von interessierten Männern.
- ziehen Sie nicht nur generell mehr Männer mit Herz, Kopf und Klasse an, sondern auch mehr Männer, die wirklich zu Ihnen passen.

- sind die ersten E-Mails, die Sie von interessierten Männern erhalten, einfach spannender, was eine Menge Spiel, Spass und Flirten in Ihren Online Dating Alltag bringt.
- zeigen Sie Charakter und Ihre wirklichen Farben, was Sie auf sympathische Weise sowohl einzigartig als auch zugänglich macht, den Austausch mit potenziellen Partnern vertieft und zu besseren ersten Dates führt.

10.2 Die Problematik von 08/15 Profilen

Vielleicht haben Sie ja geplant, ein Profil zu schreiben, das sich in etwa so liest:

„Ich bin eine erfolgreiche, attraktive 39-jährige Frau, die sowohl ihren Beruf als auch ihren tollen Freundeskreis liebt. In meiner Freizeit mache ich gerne Sport, gehe zweimal in der Woche joggen und/oder ins Fitness. Ich wandere gerne in den Bergen, fühle mich aber auch am Wasser zu Hause, wo ich mich von der Sonne aufwärmen und von den Wellen entspannen lasse. Mit mir kannst Du in ferne Länder reisen, neue Städte erkunden oder ein Wellness Weekend geniessen. Ich liebe es, meine Freunde bei mir zu Hause zu bekochen, wo wir es uns bei einem feinen Essen und interessanten Gesprächen gemütlich machen. Eine gute Kommunikation ist mir wichtig! Zu meinem grossen Glück fehlst einzig DU, mein attraktiver und humorvoller Mann. Du bist erfolgreich im Beruf, stehst mit beiden Beinen im Leben, bist frei von Altlasten und fühlst Dich bereit, mit Deiner Traumpartnerin eine fantastische Beziehung aufzubauen, die von tiefer Liebe, Treue, gegenseitigem Respekt, Romantik und Leidenschaft geprägt ist. Wenn Du wie ich jeans- und cocktailtauglich bist, dann melde Dich doch bei mir! Ich freue mich sehr, mit Dir unsere Gemeinsamkeiten und all die schönen Dinge zu entdecken, die zu zweit einfach mehr Spass machen!“

Vergessen Sie es!

Verstehen Sie mich richtig: Dieses Profil ist nicht schlecht, aber es ist dennoch nichtssagend, unoriginell, wenig interessant, witzlos und langweilig. Immerhin sieht man, dass sich die Schreiberin Mühe gegeben hat. Dieses Profil gleicht in seiner Art abertausenden von anderen Profilen. Wenn Sie dieses Profil lesen, haben Sie keine Ahnung, was für eine Frau sich dahinter verbirgt. Wenn Sie es sich genauer anschauen, dann hat es keine grosse Aussagekraft:

Diese Frau ist erfolgreich, attraktiv, lebensfreudig, hat gute Freunde, macht etwas Sport, wandert gerne, ist gerne in den Bergen und am Wasser, kann kochen, liebt gute Gespräche, ist treu und sucht einen ebensolchen Mann für eine neue Beziehung. Das mag auf Sie zutreffen, aber genauso auf Millionen von anderen Frauen. Aufgrund eines solch einfalls-, spannungs- und reizlosen Profils wird ein Mann nicht das Bedürfnis haben, dass er die Frau, die sich hinter diesem Profil verbirgt, unbedingt kennenlernen muss.

Was ein Mann angesichts eines solchen Profils tun wird, werden Sie nicht mögen: Er wird Ihnen vielleicht ein paar lockerflockige Zeilen oder lediglich eine mit einem Klick erzeugbare Standardanfrage schreiben und Sie bitten, Ihre Profilfotos für ihn freizuschalten. Mit anderen Worten wird er den Entscheid, ob er mit Ihnen Kontakt haben möchte, ausschliesslich aufgrund Ihrer Profilfotos treffen. Der Gedanke, rein aufgrund Ihrer Fotos „abgecheckt" und für gut oder nicht gut befunden zu werden, behagt Ihnen nicht? Sie denken, dass Sie ausser einem attraktiven Äusseren noch ganz viel anderes zu bieten haben? Richtig, nur ist dieses *noch ganz viel anderes*, das Sie zweifellos sind, nirgends aus Ihrem belanglosen Profil ersichtlich!

Bevor Sie ihn nun allzu harsch beurteilen, drehen wir den Spiess um und lesen sein Profil:

„Ich bin ein beruflich erfolgreicher, attraktiver 48-jähriger Mann, ehrlich, liebevoll und humorvoll. Ich liebe meinen Beruf und habe einen guten Freundeskreis, der mir wichtig ist. Ich habe viele Interessen, gehe als Ausgleich gerne regelmässig joggen und ins Fitness. Manchmal schaue ich mir auch mit ein paar Kumpels ein Fussballspiel oder Formel-1 an. Meine Freizeit verbringe ich sehr gerne draussen, ob beim Wandern in den Bergen, am Strand oder auf dem Surfbrett. Ich interessiere mich für Konzerte, gehe gerne ins Kino und besuche ab und zu sogar eine Kunstausstellung ;-)
Im Beruf ziehe ich mich gerne korrekt an, fühle mich aber zu Hause in Jeans und legerem T-Shirt genauso wohl. Das Leben macht mir grundsätzlich viel Spass. Einzig meine attraktive Geliebte und beste Freundin fehlt mir zu meinem Glück. Meine Freunde sagen, dass ich ein warmherziger, treuer, sympathischer und verlässlicher Mann bin. Ich suche nach einer ebensolchen Frau, die bereit ist, mit mir eine wunderbare Beziehung mit gegenseitigem Respekt und Liebe aufzubauen, so dass wir das Leben gemeinsam geniessen können. Meine Traumfrau hat Humor, ist selbstbewusst, unabhängig und weiss, wer sie ist. Ich bin bereit, diese Frau auf Händen zu tragen und von ganzem Herzen zu lieben."

Sagen Sie mir nun bitte, ob Sie ein unbedingtes Verlangen verspüren, diesen Mann kennenzulernen, weil er Ihren Vorstellungen vom Richtigen entspricht. Zum Glück haben Sie ja Ihre Intention zur Hand, mit deren Hilfe Sie vergleichen können, ob er möglicherweise Ihr Sechser im Lotto sein könnte. Die Zeit tickt und Sie können den Text noch zwanzigmal lesen: Aufgrund dieses Profils können Sie rein gar nichts in dieser Richtung beurteilen und ein unbedingtes Verlangen, diesen

Mann kennenzulernen, werden Sie auch nicht verspüren! Dass der Mann Humor haben soll, das steht zwar so geschrieben, aber es springen weder Humor- noch andere Funken über. Das Profil lebt nicht. Es ist, wie das erste Profil, ein blutleeres Blabla, das auf Millionen Männer zutreffen könnte.

Da die restlichen Profile, durch die Sie sich drei Stunden lang hindurch geklickt haben, ähnlich daher kommen oder sogar noch weniger gut formuliert sind, beschliessen Sie, dem Mann eine Nachricht zu schicken und ihn zu bitten, dass er für Sie seine Profilfotos freischaltet. Immerhin sehen Sie, dass er sich Mühe gegeben hat, sein Profil zu verfassen. Wenn er Ihnen optisch gefällt, dann können Sie ja mal weiterschauen. (Ich sagte doch, dass wir den Spiess umdrehen!)

Allerdings stehen Sie jetzt vor der doch recht kniffligen Aufgabe, wie Sie ihn das erste Mal anschreiben sollen. Wie zeigen Sie einem Unbekannten Ihr Interesse und bleiben gleichzeitig ein gutes Stück neutral, weil Sie ja nicht mal wissen, ob Sie eine Antwort auf Ihre Anfrage bekommen? Zum Glück sehen Sie in Ihren beiden Profilen einige Gemeinsamkeiten: Er mag auch Berge und das Meer. Dazu wandert und joggt er gerne. Und er hat Humor! Der Rest gibt leider nicht so viel her… Hmmm… Er ist treu, liebevoll, romantisch und leidenschaftlich. Aber das können Sie unmöglich schon in der ersten Kontaktaufnahme erwähnen. Vielleicht sollten Sie doch lieber etwas Unverbindliches über Ihre sportlichen Gemeinsamkeiten schreiben. Damit machen Sie bestimmt nichts verkehrt. Also verfassen Sie folgende Zeilen und sind sich leider nur allzu schmerzlich bewusst, dass Sie damit weder besonders witzig noch irgendwie sonst bemerkenswert daherkommen:

„Hey! Dein Profil gefällt mir! Ich wandere und jogge auch gerne. Vielleicht könnten wir ja mal gemeinsam ein paar Runden im Stadtpark drehen :-) Schau Dir doch mal mein Profil an. Wenn Dir gefällt, was Du siehst, dann würde ich mich über eine Antwort von Dir sehr freuen!

Liebe Grüsse,
Rosemarie

PS: Würdest Du für mich bitte Deine Fotos freischalten? DANKE!!!"

Falls Sie auf diese lahme erste Anfrage eine Antwort bekommen, dann haben Sie entweder ein besonders attraktives Profilbild von sich freigeschaltet oder Sie sind auf einen Mann gestossen, der die Erfahrung gemacht hat, dass Frauen praktisch keine Männer anschreiben, weshalb er über diesen seltenen Glücksfall äusserst erfreut ist.

Wenn ich Ihnen jetzt mehrere Seitenhiebe verpasst habe, dann nur deshalb, weil ich möchte, dass Sie die Problematik eines 08/15 Profils wirklich verstehen. Dass Sie auch verstehen, weshalb Sie bisher Partneranfragen erhalten haben, die so trostlos daher kamen, dass Sie vor Verzweiflung entweder schreiend davon gelaufen sind und sich beklagt haben, dass die Online Partnersuche nichts für Sie ist. Oder Sie sind schlicht eingeschlafen, bevor Sie die Nachricht zu Ende gelesen haben.

Aus meiner Sicht gibt es zwei grosse Problemkreise mit 08/15 Profilen:

Erstens ist es bei einem 08/15 Profil sehr schwierig, eine clevere, lustige, charmante, einnehmende und erst noch persönliche erste Anfrage zu verfassen, die Spass macht, sie zu schreiben, und ebenso Spass macht, sie zu lesen. Wir Frauen wollen aber, dass uns ein Mann mit einer cleveren, lustigen, charmanten, einnehmenden und durchaus selbstbewussten Anfrage umgarnt und uns damit ein Lächeln aufs Gesicht zaubert! Genau darum geht es doch: Es ist das uralte Spiel des Flirtens, das locker, leicht und gut gelaunt Spass machen muss, wenn es funktionieren soll! Nur müssen Sie einem Mann in Ihrem Profil zuerst einmal genügend Nahrung liefern, damit er daraus eine erste Anfrage basteln kann, die Ihr Herz höher schlagen und Lust auf ein näheres Kennenlernen aufkommen lässt.

Zweitens kann ein Mann aufgrund eines 08/15 Profils unmöglich erahnen, dass Sie eine Traumfrau sind! Er sieht daraus weder, wer Sie wirklich sind, noch, was Sie im Leben wollen. Es fehlt an Individualität und Authentizität an allen Ecken und Enden. Ein solches Profil könnte im Prinzip von einem Viertel der Weltbevölkerung stammen. Damit vergeben Sie sich die wertvolle Möglichkeit, schon von Anfang an diejenigen Männer anzuziehen, die wirklich zu Ihnen passen, die Ihre Wertvorstellungen teilen und Ihren Witz verstehen und ihn grandios finden - Männer, die das Potenzial haben, Ihr Partner fürs Leben zu sein. Mit einem 08/15 Profil fischen Sie hingegen komplett im Trüben und geben keinem Mann auch nur den Hauch einer Chance, Sie vom ersten Moment an als seine potenzielle Traumpartnerin zu erkennen, die ihn fasziniert und inspiriert.

Sie wissen jetzt, wie ein 08/15 Profil aussieht, und versprechen mir bitte hoch und heilig, dass Sie auf keinen Fall ein solches Teil von sich online stellen werden, das einer Traumfrau unwürdig ist! Ich zeige Ihnen jetzt, wie im Gegensatz dazu ein unwiderstehliches und authentisches Profil aussieht und was Sie tun und vor allem auch unterlassen müssen, damit Ihr Profil ebenso unwiderstehlich und authentisch ist.

10.3 Beispiel eines unwiderstehlichen und authentischen Profils

„Ich bremse für alle: fette Tauben, stachelige oder pelzige Vierbeiner, spielende Kinder und ältere Herrschaften. Wenn ich dann an der Arbeit angekommen bin, ist der Tag gefüllt mit kniffligen Fällen und spannender zwischenmenschlicher Dynamik. Sobald ich die Arbeit verlasse, verlasse ich sie wirklich. Essen mit Freunden, ein Wochenende in Rom, wandern in Chile, Blumen pflanzen, meinen Appetit auf persönliche Weiterentwicklung stillen. Für mich bedeutet Lebendigkeit den Mut zu haben, über eigene Grenzen hinauszugehen und dabei authentisch und verletzlich zu sein. Vielleicht werde ich das Bild, das ich im Anfänger-Malkurs kreiere, nie aufhängen, aber ich werde einen Tag lang mit schwingendem Pinsel und flatternd rotem Sommerkleid Spass haben. Meine Freunde unterstützen mich auf dieser abenteuerlichen Reise zur Liebe meines Lebens bedingungslos, denn Liebe ist etwas für mutige Seelen. Ich freue mich so auf all das Glück, die überschäumende Lebendigkeit und das warme Gefühl, zu Hause angekommen zu sein, das mit der Liebe kommt. Andere Beziehungen existieren, aber unsere ist schlicht fantastisch. Alles, was ich weiss, ist, dass Du definitiv die Vorbereitung und das Warten wert bist!“

Erkennen Sie den Unterschied zum ersten Profil? Das hier ist vollbepackt mit Informationen über die Frau, die hinter dem Profil steht, über das, was ihr wichtig ist, das, was sie mit ihrem Liebsten aufbauen und erleben möchte. Das Profil dieser Frau spricht zudem mehrere Sinne der Leser an. Gleichzeitig ist Ihnen vielleicht ein Lächeln über die Lippen gehuscht und Sie haben sich gedacht, dass Sie sich ebenfalls auf all das Glück, die überschäumende Lebendigkeit und das warme Gefühl, zu Hause angekommen zu sein, freuen. Dieses Profil lebt wirklich!

So sieht ein unwiderstehliches und authentisches Online Dating Profil aus, mit dem Sie sich garantiert aus der grossen Masse der langweiligen 08/15 Profile abheben und mit dem Sie gleichzeitig Ihre Traumfrau Qualitäten offen sichtbar machen.

Keine Sorge, wenn Sie sich nicht persönlich von diesem Profil angesprochen fühlen. Es soll schliesslich keine Frauen ansprechen, sondern Männer mit Kopf, Herz und Klasse, welche sich von einer Frau angezogen fühlen, die

- ein grosses Herz für Mensch und Tier hat,
- mit beiden Beinen im Leben und im Beruf steht,
- durchaus ein Leben neben ihrem Job hat und dieses Leben auch geniesst,
- intelligent und selbstbewusst ist,
- unternehmungslustig ist,
- an persönlicher Weiterentwicklung interessiert ist,
- kreativ und für Neues offen ist,
- Spass liebt,
- einen tollen Freundeskreis hat,
- eine fantastische Beziehung sucht und bereit ist, etwas dafür zu tun,
- Wärme ausstrahlt und ein Gefühl von Geborgenheit verspricht,
- eine faszinierend unerschütterliche Zuversicht ausstrahlt, was ihn, die Qualität ihrer Beziehung und seine Bedeutung für sie anbelangt.

All das, und noch viel mehr, können Sie aus diesem Profil lesen. Es gibt keine Liste nichtssagender Adjektive wie treu, intelligent, freundlich, optimistisch oder humorvoll. Es gibt keine langweilige Aufzählung von Hobbies. Und es gibt auch keine Liste von Stereotypen wie die Tatsache, dass Sie Ihre Familie und Freunde lieben, dass Sie gerne lachen, mit Vorliebe Hand in Hand bei Sonnenuntergang am Strand spazieren gehen und sich sowohl in Jeans als auch im Cocktailkleid wohlfühlen.

Sie sollten auch nicht überbewerten, wie viele Hobbies Sie mit einem potenziellen Partner teilen. Eine langfristig gesunde und bereichernde Beziehung braucht beides, Gemeinsamkeiten und Gegensätze. Schlussendlich wird es nicht entscheidend sein, ob Sie ebenfalls joggen oder lieber aufs Trampolin oder Rad steigen, wenn er joggen geht. Meist geben wir gemeinsamen Hobbies in den Profilen eine so grosse Bedeutung, weil sie das einzige Thema sind, zu dem wir eine halbwegs gescheite erste Nachricht schreiben können.

-- Traumfrau Tipp:
Lebt Ihr Profil von Adjektiven wie intelligent, freundlich, sportlich, optimistisch, fröhlich, humorvoll? Dann tut es mir leid, Ihnen sagen zu müssen, dass Ihr Profil nicht lebt, sondern eine blutleere Leiche ist. Streichen Sie diese nichtssagenden Dinger!

-- Zusätzlicher Traumfrau Tipp:
Beinhaltet Ihr Profil eine klassische Aufzählung Ihrer Hobbies im Sinne von „Ich liebe Sport, Musik, Reisen, Kino, Skifahren, Theater und Oper"? Streichen Sie das!

-- Zusätzlicher Traumfrau Tipp:
Stehen in Ihrem Profil Selbstverständlichkeiten wie Ihre Liebe zu Ihrer Familie und Ihren Freunden? Beinhaltet Ihr Profil Klischees? Dass Sie gerne ausgehen aber auch liebend gerne zu Hause ausspannen? Dass Sie sich sowohl in schicker Kleidung als auch in Jeans wohlfühlen? Dass Sie Ihren besten Freund, Liebhaber und Soulmate suchen? Weg damit!

10.4 Die einzelnen Zutaten für ein unwiderstehliches und authentisches Profil

Ich stelle Ihnen jetzt die einzelnen Zutaten vor, die Sie für ein unwiderstehliches und authentisches Profil brauchen, das Sie aus der grossen Masse der Profile hervorhebt und Ihnen einen fast schon unfairen Vorteil gegenüber allen anderen Damen auf der Partnersuche Plattform gibt.

10.4.1 Ein unwiderstehliches Profil erzählt Geschichten

Ein unwiderstehliches Profil zu verfassen, heisst, Geschichten zu erzählen, und zwar Geschichten, die Sie einzigartig machen, Geschichten die Sie attraktiv machen, Geschichten, die Spass machen, und Geschichten, an die Mann sich garantiert erinnert!

Wir alle haben solche Geschichten in uns. Erzählen Sie kleine Häppchen aus Ihrem Leben, die viel über Sie aussagen. Wenn Sie zum Beispiel fürs Leben gerne reisen, listen Sie es bitte nicht als eines Ihrer Hobbies auf, sondern schreiben Sie einen Satz darüber, wie Sie durch Mexiko gereist sind und in einer klitzekleinen einheimischen Taverne mangels genügender Sprachkenntnisse direkt aus den Kochtöpfen probieren anstatt in die Menükarte schauen durften. Oder erzählen Sie, wie fantastisch es für Sie war, als Sie das erste Mal mit einem freilebenden Delfin geschwommen sind. Ein solcher Satz wirkt um Längen attraktiver und lebendiger als die durchaus schönen Worte „Ich reise für mein Leben gern!".

10.4.2 Ein unwiderstehliches Profil spricht die Sinne an und löst positive Emotionen aus

Achten Sie unbedingt darauf, dass Sie möglichst viele Sinne Ihrer potenziellen Partner ansprechen (sehen, fühlen, hören, schmecken, riechen). Ihr Profil ist kein Schulaufsatz, sondern eine zweidimensionale Beschreibung vom Kern dessen, wer Sie sind und was Ihnen wichtig ist. In der Vorstellung der Leser muss Ihre Geschichte lebendig werden und in dreidimensionaler Form ankommen. Das können Sie am besten, indem Sie möglichst viele Sinne ansprechen und damit positive Emotionen wecken.

Die meisten Männer (und Frauen!) sind visuelle Wesen. Nutzen Sie dies und bringen Sie in geschriebener Form Farbe und Bilder in Ihr Profil. Vergessen Sie auch nicht, Gefühle und Emotionen anzusprechen. Lassen Sie den Leser sich beispielsweise vorstellen, wie Sie voller Lebensfreude in Ihrem roten Kleid tanzen, lachen oder eben pinselschwingend ein Bild malen.

Strahlen Sie in Ihrem Profil Optimismus, Lebensfreude und ein einladendes Lächeln aus. Ihre Aufgabe ist es, in dem Mann, der Ihr Profil liest, ein Kopfkino auszulösen, das eine klare Idee von Ihnen und Ihren Träumen, Wünschen und Zielen in der Liebe erlaubt, gleichzeitig aber einfach Lust auf mehr macht. Lust darauf, Sie spontan anzuschreiben und herauszufinden, wer hinter diesem luftig leichten Profil steckt, das so erfrischend anders ist und gerade deshalb so viel Spass macht, es zu lesen.

10.4.3 Ein unwiderstehliches Profil macht es Ihrem Gegenüber leicht, Sie zu kontaktieren

Machen Sie es Ihren potenziellen Partnern einfach, Sie ein erstes Mal zu kontaktieren, indem Sie ihnen mindestens eine Information in Ihrem Profil geben, die sich sehr gut für eine lockere und leichte Kontaktaufnahme eignet.

Im Beispiel habe ich das selbst gemalte Bild erwähnt, das es sehr leicht macht, zu diesem Thema etwas zu schreiben. Mann kann schreiben, dass er gerne mehr Infos zu diesem Kunstwerk hätte. Mann kann schreiben, dass er sicher eine Wand für so ein Unikat finden würde. Und und und... Damit ist auf einfache Weise eine erste Kontaktaufnahme möglich und das Eis für ein näheres Kennenlernen gebrochen. Es geht nicht darum, dass Sie hier Ihre akademischen Fähigkeiten aufzählen. Geben Sie stattdessen etwas von sich preis, das nicht alltäglich ist und etwas Spielerisches an sich hat. Das macht Sie zugänglich! Vielleicht sind Sie stolze Besitzerin von fünf Badeenten-duschen aber dennoch lieber? Es sind solche Dinge, die es einem Mann vereinfachen, Sie auf unverbindlich humorvolle und leichtfüssige Art erstmals zu kontaktieren.

10.4.4 Ein unwiderstehliches Profil ist authentisch

Authentisch zu sein heisst, ehrlich und echt zu sein. Authentizität bedingt eine Übereinstimmung oder sukzessive Angleichung zwischen Ihren Worten und Ihren Handlungen, Ihren Werten und Beweggründen. Dazu müssen Sie sich selbst kennen und Schritt für Schritt riskieren, der Welt Ihr unverfälschtes, einzigartiges Ich zu zeigen, indem Sie beherzt das ausdrücken und leben, was Sie als Ihre persönliche Wahrheit erkannt haben.

Machen Sie sich in Ihrem Profil interessant, aber bleiben Sie authentisch. Tischen Sie keine unwahren Geschichten auf, Sie würden dies bei einem Mann schliesslich auch nicht schätzen. Wenn Sie sich im besten Licht darstellen und dabei dennoch aufrichtig bleiben, dann machen Sie es genau richtig! Ihr Profil ist Ihre Chance, sich aus der Masse der übrigen Profile hervorzuheben. Dazu gehört, dass Sie die fabelhaften Seiten, die Sie mit Sicherheit haben, herausragen und erstrahlen lassen.

10.4.5 Ein unwiderstehliches Profil basiert auf Ihrer Intention

Vielleicht haben Sie bemerkt, dass ich als weitere Zutat für das unwiderstehliche Profil Teile des zweiten Beispiels der Intention benützt habe, die Sie bereits aus diesem Buch kennen. Ihre Intention bekommt hier nochmals die Chance, Sie so richtig zum Glänzen zu bringen und Ihnen Konturen zu geben, die Sie einmalig machen! Die Grundenergie von Freude, Spass und Zuversicht, die Teil Ihrer Intention ist, muss auch die Grundenergie Ihres Profils sein. Ebenfalls müssen Ihre Werte, die Sie in Ihrer Intention festgehalten haben, aus Ihrem Profil hervorgehen.

Zeigen Sie das, was Ihnen wichtig ist, in Ihrem Profil. Ich weiss, dass Sie auf der Suche nach dem Mann Ihres Lebens sind. Aber er weiss das nicht unbedingt. Also lassen Sie es ihn auf Ihre Weise wissen, wenn er Ihr Profil liest. Wenn Sie mit Ihrem Partner eigene Kinder haben möchten, dann schreiben Sie das in Ihr Profil. Sie wollen schliesslich einen Mann anziehen, der offen ist für Ihren Kinderwunsch. Tun Sie es einfach auf eine Art und Weise, die sich nach einem freudigen Wunsch anhört und nicht nach letzter Verzweiflung und Torschlusspanik. Wichtig ist nicht, dass neunundneunzig Prozent der männlichen

Mitglieder Sie anschreiben, wichtig ist, dass diejenigen Männer Sie anschreiben, die zu Ihnen passen, die ähnliche Wertvorstellungen haben, die in die gleiche Richtung gehen wollen wie Sie. Ihre Suche verläuft so nicht ins Blaue hinaus, sondern ist sehr spezifisch, weil Sie Ihrem Profil Ihre tiefsten Wünsche und Bedürfnisse und Ihre kristallklare Intention zugrunde gelegt haben. Sie ersparen sich viel Arbeit, viel Zeit und viele Enttäuschungen, wenn Sie durch Ihr Profil ganz bewusst diejenigen Männer aussortieren, die nicht zu Ihren Bedürfnissen und Wünschen passen, und gleichzeitig diejenigen Männer anziehen, die grundsätzlich schon einmal zu Ihnen passen. Alles Weitere, ob der Funke überspringt und ob Sie im wahren Leben wirklich zusammenpassen, zeigt sich später.

-- Traumfrau Tipp:
Wenn Sie Ihr Profil schreiben, dann denken Sie daran, dass Sie der Preis sind, den es für Ihren Liebsten zu gewinnen gibt. Geben Sie sich die Bedeutung, die Sie verdienen!

-- Zusätzlicher Traumfrau Tipp:
Wenden Sie genügend Liebe, Sorgfalt und Zeit für Ihr Profil auf. Sie bestimmen damit, welche Männer Sie kontaktieren werden. Sie bestimmen damit nicht mehr und nicht weniger, wer Ihr Lebenspartner oder Ehemann sein könnte!

10.5 Parship, eDarling und ElitePartner bieten verschiedene Möglichkeiten für die Profilgestaltung

Parship, eDarling und ElitePartner bieten Ihnen jeweils unterschiedliche Möglichkeiten, Ihr Profil individuell zu gestalten. Nebst den obligaten Angaben wie Beruf, Alter, ob Sie Kinder haben, rauchen etc. haben Sie bei allen dreien die Möglichkeit, zu vorgegebenen Aussagen einen freien Text zu schreiben. Die vorgegebenen Aussagen lauten beispielsweise:

- Das sollte mein Partner über mich wissen... (eDarling)
- So verbringe ich gerne meine Freizeit... (eDarling)
- Wenn ich mir einen Traum erfüllen könnte, dann... (ElitePartner)
- Am wichtigsten in meinem Leben ist mir... (ElitePartner)

Von den drei genannten Plattformen bietet Ihnen lediglich Parship zusätzlich zu den vorgegebenen Aussagen an, einen auf der Profilseite zentral platzierten freien Text von 1200 Buchstaben (mit Leerzeichen) zu verfassen. Der Profiltext, den ich Ihnen als Beispiel für ein unwiderstehliches Profil präsentiert habe, umfasst 1196 Buchstaben (mit Leerzeichen). So können Sie in etwa abschätzen, wie lang Ihr zentraler Profiltext bei Parship sein darf.

Das heisst nun nicht, dass Sie aufgeschmissen sind, wenn Sie sich bei eDarling oder ElitePartner anmelden wollen! Die Lösung ist ganz einfach: Bereiten Sie Ihren Profiltext vor, der in etwa so aussieht, wie ich es Ihnen gezeigt habe. Wenn Sie nicht Parship benützen, dann spielt es auch keine Rolle, wenn Ihr Text mehr als 1200 Buchstaben (mit Leerzeichen) umfasst.

Auszüge aus Ihrem Profiltext platzieren Sie nun bei einer der von eDarling und ElitePartner vorgegebenen Aussagen, zu der Ihr Text am besten passt. Passen Sie Ihre bereits vorgefertigten Textpassagen entsprechend an und ergänzen Sie sie nach Lust und Laune! Vergessen Sie auch Ihre Intention nicht, sondern bauen Sie einige köstliche Teile daraus unbedingt in Ihr Profil ein.

Anhand folgender Beispiele, die aus Teilen der beiden im Buch genannten Intentionen bestehen, sehen Sie, dass das wirklich keine Hexerei ist:

-- Das sollte mein Partner über mich wissen... (eDarling)

„Ich möchte Deine Göttin sein, Deine Geliebte, Partnerin und Vertraute, die zu Deiner Erfüllung und Lebensfreude massgeblich beiträgt, die Dich ermutigt und Dir den Raum gibt, authentisch, stark und verletzlich zu sein. Die Frau, die mit Dir zusammen ein Netz aus Liebe, Vertrauen, Nähe, Wärme, Spiel, Spass und Glück webt, das uns jeden Tag neu erlaubt, an uns selbst und an uns als Paar zu glauben, und an all das, was wir im kleineren und grösseren Rahmen Stimmiges im Leben beitragen können."

-- So verbringe ich gerne meine Freizeit... (eDarling)

„Essen mit Freunden, ein Wochenende in Paris, wandern in Chile, eine Kreuzfahrt in den Südpazifik, Unkraut jäten, eine Runde joggen oder im Fitness schwitzen, meinen Appetit auf persönliche Weiterentwicklung stillen, im abstrakten Malkurs im Juni mit flatternd rotem Sommerkleid und farbverkleckertem Doktorkittel darüber eine Menge Spass haben. Wer weiss, vielleicht werde ich ein so passables Erstlingswerk erschaffen, das Du mit einem Schmunzeln sogar grosszügig an einer Deiner Wände aufhängen würdest."

-- Wenn ich mir einen Traum erfüllen könnte, dann... (ElitePartner)

„würde ich in meinem Malkurs für blutige Anfänger, für den ich mich nächsten Monat angemeldet habe, ein so passables Erstlingswerk kreieren, für das Du mit einem Schmunzeln sogar grosszügig einen Platz an einer Deiner Wände findest!"

-- Am wichtigsten in meinem Leben ist mir... (ElitePartner)

„Wie könnte ich den Beatles widersprechen? Love, Love, Love... Ich möchte Deine Göttin sein, die zu Deiner Erfüllung, Deiner Freude und Deiner Lebensfreude massgeblich beiträgt, die Dich ermutigt, authentisch und verletzlich zu sein. Deine Geliebte und Freundin, die mit Dir zusammen ein Netz aus Liebe, Vertrauen, Nähe, Wärme und Glück webt, das uns jeden Tag neu erlaubt, an uns selbst und an uns als Paar zu glauben, das uns anspornt, immer wieder über unsere Grenzen hinauszuwachsen und all die kleinen und grossen Dinge zu verwirklichen, die wir im Leben beitragen können."

Welche Variante der Profilgestaltung Ihnen am besten liegt, könnte zwar ein weiteres Entscheidkriterium für die Wahl Ihrer Partnervermittlung sein. Aus meiner Erfahrung spielt es jedoch keine Rolle, ob Ihr Profiltext sich in einem grossen zusammenhängenden Block oder häppchenweise aufgeteilt findet. Das ist eine Sache des persönlichen Geschmacks. Hauptsache, Sie stellen sicher, dass Ihr Text unwiderstehlich und authentisch ist. Und Sie wissen jetzt, wie das geht.

-- Traumfrau Tipp:
Auch wenn Sie sich nicht für Parship, sondern für eDarling oder ElitePartner entscheiden, bereiten Sie dennoch Ihren unwiderstehlichen und authentischen Profiltext von ungefähr 1200 Buchstaben (mit Leerzeichen) vor. Am einfachsten tun Sie dies offline und kopieren den Text, wenn Sie soweit sind, in Ihr Profil. Sie werden sehen, dass diese Variante einfacher ist, als sich zu jeder vorgegebenen Aussage den Kopf nach einer zündenden Idee zermartern zu müssen. So haben Sie die Hauptarbeit schon erledigt und können gut gelaunt Ihren fertigen Profiltext in die passenden Felder einfüllen. Ihre Intention bietet ebenfalls perfekte Passagen für einen unwiderstehlichen Profiltext. Seien Sie mutig und nutzen Sie sie!

-- Zusätzlicher Traumfrau Tipp:
Noch ein Wort zu be2: Diese Partnersuche Plattform gibt Ihnen leider keine Möglichkeit, einen freien Profiltext zu schreiben. Sie haben einzig die Möglichkeit, neben Ihrem Profilbild einen Text zu schreiben, der zweihundert Zeichen umfasst. Das reicht gerade einmal, um eineinhalb Sätze zu schreiben. Ansonsten werden Ihre Vorlieben in Bildern oder Ihrer persönlichen Bewertung von einem bis vier Sternen resp. den Prädikaten „wichtig“, „relativ wichtig“, „sehr wichtig“ usw. angezeigt. Das lässt Ihnen leider kaum Raum, sich als die unwiderstehliche Frau darzustellen, die Sie nun mal sind. Und das schadet Ihnen meiner Erfahrung nach bei der Partnersuche. Aus diesem Grund habe ich be2 nicht im Untertitel meines Buches erwähnt, weil die Individualisierungsmöglichkeiten, die diese Plattform anbietet, nach meinem Geschmack einfach nicht gross genug sind.

10.6 Begeisterte Partneranfragen an meine Coaching Klientinnen mit unwiderstehlichen Profilen

Ein ganz normales 08/15 Profil, das mit aller Liebe und grosser Hoffnung erstellt wurde und dennoch leider nichtssagend und langweilig daher kommt, generiert im Normalfall lediglich eine Standardanfrage oder eine etwas ausgefeiltere Version, die immerhin versucht, auf das Profil einzugehen. Wie Sie selbst gesehen haben, ist es in der Tat schwierig, jemandem mit einem 08/15 Profil eine tolle erste Nachricht zu schreiben:

„Hallo liebe Unbekannte, ich würde Sie gerne kennenlernen, denn ich finde Ihr Profil interessant. Liebe Grüsse X."

„Hallo unbekannte Frau, Dein Profil gefällt mir. Ich sehe darin einige Gemeinsamkeiten, z.B. hören wir beide gerne klassische Musik und wir beide lesen gerne und sind gerne in der Natur. Ich würde sehr gerne mehr von Dir erfahren. Ich freue mich auf Deine Zeilen. Viele Grüsse X."

Seien wir ehrlich, solche Anfragen lassen Ihre Glückshormone nicht gerade Salsa tanzen. Und jetzt sehen Sie sich an, was für erste Anfragen meine Coaching Klientinnen auf ihr unwiderstehliches und authentisches Profil erhalten haben (und machen Sie sich bereit zum Salsa, Samba oder Rock n' Roll Tanzen!). Langweilige Partneranfragen werden auch für Sie der Vergangenheit angehören, wenn Sie meine Prinzipien und Traumfrau Tipps aus diesem Buch anwenden. Sie werden übrigens den Malkurs, die Badeenten und die Göttin aus den im Buch bereits genannten Beispielen erkennen und sehen, dass die Männer dankbar Einzigartiges, Witziges, Spassiges und Herzliches im Profil aufgreifen, wenn Sie ihnen so etwas anbieten:

„Hallo angehende Kunstmalerin! Nun, es gibt Profile auf dieser Plattform, die sind. Es gibt Profile auf dieser Plattform, die sind total anders! Deines, ja Deines ist genauso Eines, das nicht mehr loslässt. Mann liest es, Mann liest es täglich und findet, JA! Deine Art und Weise, wie du dich ausdrückst, fesselt, deine Vorlieben, Wünsche spiegeln sich bei mir, es macht Freude, dich hier zu lesen. Darum, genau darum will ich dich anschreiben, dir sagen, dass ich dich mega gerne kennenlernen möchte. Es würde mich freuen, ja sehr freuen, von dir zu lesen! Herzlichen Gruss ...“

Partneranfrage aus der Schweiz,
März 2015 (Geschäftsführer, 49 Jahre alt, 178 cm)

„Guten Tag unbekannte Milliardärin
Spontan wäre ich bereit, Deine vier Badeenten zu kidnappen, um somit ein Treffen mit Dir zu erpressen. ... Es macht Spass, Deine Antworten zu lesen, sehr natürlich, überhaupt nicht gekünstelt, humorvoll, einfach sympathisch. Bei Deinen beschriebenen Aktivitäten bekommt man spontan Lust diese mit Dir gemeinsam zu unternehmen und zu erleben – könnte grad mit Dir durchbrennen und dann mal schauen was sich daraus ergibt...“

Partneranfrage aus Deutschland,
März 2015 (Leiter Verkauf Innendienst, 50, 176 cm)

„... Lass mich in deiner Lebensgeschichte die noch fehlenden Glücksmomente zu der Milliarde beisteuern ;-) Hmmm ich bin hier auf der Suche nach einer Partnerin, mit der ich das Leben geniessen kann. Ich glaube noch an die grosse Liebe und bin ein unverbesserlicher Romantiker. Mir ist in der Beziehung wichtig, dass wir uns so akzeptieren, wie wir sind und nicht versuchen, den anderen zu ändern, das heisst nicht, dass wir uns nicht weiter entwickeln können. Ich bin sehr empathisch und mir ist Harmonie in der Beziehung sehr wichtig. Auch Nähe, Zärtlichkeit und Erotik sind für mich wichtige Attribute in einer Partnerschaft. Aber auch gemeinsam sich den Herausforderungen eines routinemässigen Alltags stellen und doch nicht die Spannung in der Beziehung verlieren. ...“

Partneranfrage aus der Schweiz,
März 2015 (Finanzchef/CFO, 53, 183 cm)

„Liebe (noch) Unbekannte
Wow – what a woman! Dein Profil gefällt mir sehr gut, Du musst eine interessante und originelle Frau sein – Du faszinierst. Zudem mag ich humorvolle, treue, genussbetonte, schlanke und attraktive Frauen... und Göttinnen, Liebhaberinnen – eben Dich...;-). Kurz: Ich möchte Dich sehr gerne kennen lernen. ...
Ich suche eine Partnerschaft auf Augenhöhe, frei von Machtspielen, dafür geprägt von gegenseitigem Geben und Nehmen, von Achtung, Respekt, Toleranz und einer grossen Portion Zärtlichkeit und Leidenschaft. Es wäre schön, wenn ich Dein Interesse auch geweckt habe – ich wage es, mich auf eine Nachricht von Dir zu freuen. Die rote Rose und die Flasche Wein stehen auf jeden Fall parat! Liebe Grüsse ...“

Partneranfrage aus der Schweiz,
März 2015 (Journalist, 58, 184 cm)

„Dieses Profil – einfach wow...“

Partneranfrage aus der Schweiz,
März 2015 (Immobilien, 54, 173 cm)

„Ich wollte dir gratulieren zu deinem Text welcher dich vorstellt. Er ist für mich der beste und abwechslungsreichste, den ich bis jetzt gelesen habe. Frisch, munter, überraschend etc. ...“

Partneranfrage aus der Schweiz,
März 2015 (Ingenieur, 59, 175 cm)

„Boah, das haut mich um – dein Text! Sehr schön!!! Ich teile vieles mit dir...“

Partneranfrage aus der Schweiz,
März 2015 (Manager, 48, 190 cm)

„wow du hast ja echt power im profil. und einiges an leben und auch an klarer ansage. Interessanter mensch, wie's aussieht. scheint, dass man die eigene stadt immer wieder neu entdecken kann ;-) gibt's noch was ungeschriebenes von dir, das ich unbedingt wissen sollte?...“

Partneranfrage aus der Schweiz,
Mai 2015 (Unternehmer, 45, 187 cm)

„Ich bin wahnsinnig beeindruckt von dem was du auf deinem Profil schreibst! Du bist nicht nur äusserst attraktiv, sondern scheinst auch viele, ganz besondere Qualitäten zu haben!!! Würde mich freuen, mehr von dir zu erfahren! ...“

Partneranfrage aus Österreich,
Juni 2015 (Business Manager, 44, 181 cm)

„Hey Du
Musste mehrmals schmunzeln beim Lesen Deines Profils! Du scheinst eine glückliche und zufriedene Frau zu sein. Und ja – bin bereit für die Liebe des Lebens ;-) Herzlich ...“

Partneranfrage aus der Schweiz,
Juli 2015 (Rechtsanwalt, 52, 174 cm)

„hallo leider noch unbekannte... gerne schreibe ich dir ein paar zeilen... denn... wow... was für ein ansprechendes profil... jedenfalls aus meiner sicht... schön wie du dich und das dir wichtige hier beschrieben hast – und – was ich hier so lesen und sehen kann würde ich gerne auch in der realität erleben und kennenlernen wollen... schreib mir doch, wenn du bei mir (bei meinem profil) auch diese intentionen hast... das „bisschen distanz“ sollte sich mit menschlicher/emotionaler/kognitiver nähe doch wohl am besten überbrücken lassen... lg...“

Partneranfrage aus der Schweiz,
Juli 2015 (Organisationsberater, 49, 173 cm)

„Hallo und guten Abend,
Zum ersten “Beschnuppern” schicke ich dir ein kühlendes, aber nicht kühles Lächeln durch den wunderschönen Sommerabend und hoffe, dass es bei dir gut ankommt...
Deine Lebenshaltung, die Sicht auf die Dinge, aber auch deine Vorstellungen vom Partner/Mensch an deiner Seite hat mich richtig eingenommen und sehr berührt, zudem verstehst du es enorm gut, in ein paar Sätzen viel von dir und deinen Wünschen preiszugeben...
Was mich auch sehr angesprochen hat, ist der gemeinsame Blick in die Zukunft, in der noch alles möglich sein kann...“

Partneranfrage aus der Schweiz,
Juli 2015 (Technischer Diagnostiker, 55, 176 cm)

„Hallo S.J., du bist nicht nur der Hammer, sondern der ganze Werkzeugkasten! Deine Aussagen treffen meine Gefühle absolut. Liebe Grüsse..."

Partneranfrage aus Deutschland,
August 2015 (Finanzdienstleister, 55, 176 cm)

„Hey S.
wenn man dich so liest bist du eigentlich unwiderstehlich, könnte Mann Dich auch rheinaufwärts ansiedeln ;-)? Herzlich..."

Partneranfrage aus der Schweiz,
August 2015 (Betriebsleiter, 48, 178 cm)

Das sind erste Partneranfragen, die wirklich Spass und Lust auf mehr machen. Mit einem unwiderstehlichen Profil werden auch Sie solche Mitteilungen bekommen. Sie werden sehen, dass es Ihnen nicht schwer fallen wird, derart begeisterte Anfragen von Männern zu beantworten: Begeisterung ist nämlich ansteckend! Und so haben Sie auf luftig leichte Weise erfolgreich die erste Hürde genommen und den Kontakt geknüpft. Nachdem die Hemmschwelle der ersten Kontaktaufnahme überwunden ist, wird der Austausch garantiert einfacher. Sie haben es effektiv selbst in der Hand, die Basis für ein spannendes Online Partnersuche Abenteuer zu legen, das sich wie ein freudiges Flirten und nicht wie ein steifes Bewerbungsverfahren im Job anfühlt.

-- Traumfrau Tipp:
Wenn auch Sie eine ganze Reihe begeisterter Partneranfragen von Männern bekommen wollen, die schon einmal grundsätzlich zu Ihnen passen, dann nehmen Sie sich genügend Zeit für Ihren unwiderstehlichen Profiltext. Es lohnt sich auf jeden Fall! Sie bekommen garantiert mehr spannende Anfragen von Klassemännern, die Ihnen ein Lächeln aufs Gesicht zaubern. So macht die Online Partnersuche wirklich Spass!

Sie sind eine Traumfrau, nur scheinen das die zu Ihnen passenden Klassemänner auf Ihrer Partnersuche Plattform nicht zu wissen?

Holen Sie sich Ihr ***kostenloses***, 18-seitiges Traumfrau Arbeitsheft (PDF). Es führt Sie Schritt für Schritt zu Ihrem wirklich unwiderstehlichen und authentischen Profiltext:

www.siesuchtihnbuch.ch

10.7 Profilbilder

Jetzt habe ich die ganze Zeit über die Bedeutung des geschriebenen Profils gesprochen. Damit will ich nicht behaupten, dass die Fotos, die Sie auf Ihr Profil hochladen, unwichtig sind. Diese sind im Gegenteil sehr wichtig, weil die meisten Männer nun einmal visuelle Wesen sind. Wir Frauen sollten den Männern daraus keinen Vorwurf machen, weil auch wir selbstverständlich bei den Männern auf die Fotos schauen! Das ist durchaus legitim, weil uns der Partner schliesslich als Gesamtpaket gefallen muss– und dazu gehört nun mal das Äussere. Sie brauchen keine Modelfigur zu haben und müssen auch nicht den Photoshop Wettbewerb für das am meisten bearbeitete Foto gewonnen haben, um attraktive Fotos von sich hochzuladen, die das geschriebene Profil in stimmiger Weise abrunden und die Lust darauf noch verstärken, Sie persönlich kennenzulernen.

Wenn Sie nicht in der beneidenswerten Lage sind, äusserst fotogen zu sein und deshalb über reihenweise umwerfend gute Bilder von sich zu verfügen, dann lohnt es sich, etwas Geld auszugeben und zur Fotografin oder zum Fotografen zu gehen. Gott weiss, dass ich beispielsweise überhaupt nicht fotogen bin und auch für einen Fotografen ein ganzes Stück Arbeit bedeute! Sie investieren damit nicht nur in Ihre Zukunft. Es macht nämlich auch Spass und gibt Ihnen eine schöne Portion Selbstvertrauen, wenn Sie Klassebilder von sich auf Ihr Profil stellen können, auf die Sie richtig stolz sind! Bevor Sie einen Fotografen buchen, sagen Sie ihm offen, wofür Sie die Bilder brauchen. Planen Sie genügend Zeit für diesen Termin ein, denn wenn Sie kein Naturtalent vor der Kamera sind, kann es schnell mal zwei Stunden dauern, bis die Fotos im Kasten sind.

Instruieren Sie ihn, dass in den Bildern ein warmes, verspieltes, freudiges, flirtendes Gefühl rüber kommen muss und dass er Sie bitte im allerbesten Licht darstellt, ohne jedoch übermässig Photoshop einzusetzen. Ein guter Fotograf hat Verständnis für Ihr Anliegen. Sie sollten sich auch überlegen, ein paar Tage vorher zum Friseur zu gehen, allenfalls die Farbe aufzufrischen und einen Korrekturschnitt machen zu lassen. Und lassen Sie sich von Ihrer Kosmetikerin vor dem Fototermin professionell schminken. Sagen Sie ihr ebenfalls, wofür Sie das Make-up brauchen und dass es natürlich aussehen muss. Getöntes Lipgloss kommt übrigens meist besser als eine dick aufgetragene Schicht Lippenstift! Dies alles hilft Ihnen, dass Sie am Schluss nicht Geld ausgegeben haben und dennoch mit Bildern nach Hause kommen, die Ihren Bewerbungsfotos zum Verwechseln ähnlich sehen – oder auf denen Sie sich ganz einfach nicht mögen. Sie wollen Fotos von sich hochladen, die Sie lachend, strahlend, relaxt und glücklich in verschiedenen Situationen zeigen. Fotos, die einladend warm sind und erkennen lassen, dass es Spass machen würde, Sie näher kennenzulernen. Fotos, an denen Sie selbst wirklich Freude haben!

Es gibt Fotografen, die bereit sind, mit Ihnen ein Fotoshooting in einem Park oder beispielsweise im botanischen Garten zu machen. Sie sollten sich diese Variante überlegen. Wichtig ist auch, dass Sie verschiedene Outfits dabei haben. Nehmen Sie mehrere Kleider mit: etwas Elegantes, Jeans und T-Shirt, ein feminines Kleid. Denken Sie auch an die passenden Schuhe und Accessoires (Halskette, Ohrringe, Foulard, Handtasche). Von den Farben her kommen dunklere, gedeckte Farben grundsätzlich besser rüber als ganz helle, aber tragen Sie deshalb nicht einfach nur Schwarz. Ganz helle Farben tragen auf Fotos schnell mal auf und sollten daher eher von schlanken

Frauen getragen werden. Tragen Sie auf jeden Fall Kleidung, in der Sie sich absolut wohl und rundum attraktiv fühlen. Und noch etwas: Dieser Fototermin ist definitiv nicht der Anlass, um Ihr Businesskostüm zu tragen.

-- *Als erstes brauchen Sie eine gute Portraitaufnahme.*

Und ich meine eine Portraitaufnahme von Ihnen ganz alleine, ohne Hund oder Katze, die mit Ihnen um die Wette lächeln. Sie können mehrere Fotos auf Ihr Profil hochladen, und das sollten Sie auch! Wenn es wichtig für Sie ist, können Sie immer noch ein Bild von sich und Ihrem geliebten Haustier auf einem der weiteren Fotos hochladen. Bitte einfach nicht als erstes Profilfoto. Ihre Portraitaufnahme ist das erste Bild, das auf Ihrem Profil erscheint. Damit ist es Ihr Aushängeschild. Auch hier gilt wieder, dass es kein Passfoto und kein Bewerbungsfoto sein darf. Ihr Profilbild soll nicht zu förmlich, aber auch nicht zu leger sein. Von angeheiterten Partybildern rate ich Ihnen für Ihre gesamte Fotogalerie dringend ab! Verzichten Sie für Ihr erstes Profilbild auch auf Fotos, auf denen Sie eine Sonnenbrille tragen. Auf der Portraitaufnahme sollten sowohl Ihr Gesicht als auch Ihre Augen gut sichtbar sein. Ihr Gegenüber möchte sich schliesslich ein Bild von Ihnen machen können. Aber am allerwichtigsten ist, dass Sie lächeln. Nichts ist anziehender auf einem Foto als ein sympathisches Lächeln.

-- *Laden Sie weitere Fotos auf Ihr Profil.*

Je nach Plattform haben Sie die Möglichkeit, zwischen drei und vierundzwanzig Bilder von sich hochzuladen. Nutzen Sie diese Chance, sich selbst im besten Licht und in verschiedenen Situationen als vielseitig interessierte und lebensfrohe Frau darzustellen. Sie müssen ja nicht gleich vierundzwanzig Bilder hochladen. Vielleicht haben Sie ein Bild von sich, auf dem Sie am Wandern sind, oder eines, auf dem Sie Rad oder Ski fahren. Sie dürfen dabei ruhig einmal eine Sonnenbrille tragen. Vielleicht haben Sie auch ein hübsches Bild von sich, das Sie in einem eleganten Cocktailkleid zeigt. Dann nichts wie her damit!

Wenn Sie einen Fotografen beiziehen, dann lassen Sie genügend viele Bilder von sich in unterschiedlichen Outfits und Posen und eventuell an unterschiedlichen Orten machen, damit Sie eine wirkliche Auswahl für Ihre Profilfotos haben.

-- ***Es gibt ein paar Dinge zu beachten, die Sie auf keinen Fall tun sollten:***

- Laden Sie bitte keine Fotos von sich hoch, auf denen Sie allzu knapp bekleidet sind. Denken Sie daran, dass Sie im Internet sind und jemand nur allzu leicht Bilder von Ihnen missbrauchen könnte. Zudem spricht es auch nicht wirklich von Klasse, wenn Sie Bilder von sich im Bikini hochladen. Dass Sie hübsch sind und eine gute Figur haben, können Sie auch anders zeigen.

- Nehmen Sie Abstand von Gruppenfotos! Mit diesen verwirren Sie die Männer nur. Sie wollen nicht, dass Ihr Gegenüber Rätsel raten muss, welche Person auf dem Gruppenbild Sie sind.

- Verzichten Sie unbedingt darauf, Bilder von sich mit Ihren Kindern auf Ihr Profil zu stellen. Selbstverständlich sind Ihnen Ihre Kinder wichtig und ein wesentlicher Bestandteil bei Ihrer Partnersuche. Dennoch gehören Bilder von Ihren Kindern aus dem einfachen Grund des Persönlichkeitsschutzes nicht ins Internet.

- Sie sollten kein Foto von sich hochladen, auf dem Sie mit Ihrer besten Freundin abgelichtet sind, die wie ein Model aussieht. Sie wollen schliesslich nicht von sich ablenken.

- Vermeiden Sie Fotos von sich mit Ihrem Bruder oder Ihrem besten Freund. Mann stellt sich unweigerlich die Frage, wer denn dieser Kerl ist. Ist es der Bruder? Ist es der Expartner oder Exmann?

- Bitte verwenden Sie keine uralten Fotos von sich. Auch wenn Sie vor zehn Jahren noch schlanker waren oder längere Haare hatten. Es ist für beide unangenehm, wenn sich beim ersten Date herausstellt, dass Sie heute ganz anders aussehen, als Sie sich im Profil dargestellt haben.

- Unterlassen Sie es, hochgradig photogeshoppte Fotos zu verwenden. Sie haben ansonsten wieder das gleiche Problem, dass es nämlich peinlich werden könnte, wenn sich beim ersten Date zeigt, dass Sie doch zwanzig Jahre älter aussehen als auf Ihrem Foto. Der Mann, dem Sie gefallen, so wie Sie sind, der existiert!

- Wenn Sie keine hochgradig bildbearbeiteten Fotos verwenden sollten, dann sollten Sie auf der anderen Seite keine Bilder auf Ihr Profil stellen, die Sie von sich selbst am Computer oder mit Ihrem Selfie Stick gemacht haben. Sie wollen bestimmt nicht als stümperhaft wahrgenommen werden. Schlimmer wird es nur noch, wenn Sie ein Foto von sich mit der ausgeschnittenen oder geschwärzten Silhouette Ihres Expartners hochladen...

-- Traumfrau Tipp:
Unterschätzen Sie die Macht von Bildern nicht! Wenn Sie jetzt vorschnell darauf verzichten wollen, eine Fotografin zu buchen und vorher noch zur Kosmetikerin und zur Friseurin zu gehen, dann denken Sie bitte daran, dass Sie nur einmal die Chance haben, einen guten ersten Eindruck zu machen!

10.8 Eingrenzen Ihrer Suchkriterien

Sie sind jetzt praktisch startklar und ich hoffe, dass Sie schon ein leichtes Kribbeln im Bauch verspüren, weil es gleich losgeht mit der Online Partnersuche. Ihr Traumpartner wartet auf Sie!

Damit Sie nicht Zuschriften aus ganz Deutschland, der Schweiz und Österreich bekommen, sollten Sie Ihren Suchradius eingrenzen. Parship, eDarling und ElitePartner geben Ihnen diese Möglichkeit. Wenn Sie in einer Grossstadt wie Zürich, Berlin oder Wien wohnen, ist es kein Problem, wenn Sie Ihr Suchgebiet darauf beschränken. Sie werden immer noch genügend Partnervorschläge bekommen. Leben Sie allerdings in einer kleineren Stadt, dann empfehle ich Ihnen, den Suchradius entsprechend auszudehnen. Sie können immer noch Nein sagen, wenn Ihnen jemand eine Kontaktanfrage sendet und die Distanz für Sie einfach zu gross ist. Seien Sie grosszügig, aber auch realistisch. Ihr Traumpartner kann, muss aber nicht gleich bei Ihnen um die Ecke wohnen. Mein Partner Dani wohnte damals sechzig Kilometer von mir entfernt und das war überhaupt kein Problem. Ich kann Ihnen nur so viel sagen: Wenn es stimmt, dann stimmts! Dann wird es auch für eine Distanz von hundert oder zweihundert Kilometer eine gute Lösung geben. Auf der anderen Seite wollen Sie auf Dauer auch keine Fernbeziehung eingehen. Sie kennen sich und Ihre Lebensumstände am besten. Wenn für Sie klar ist, dass ein Umzug in eine andere Regionin in den nächsten paar Jahren nicht in Frage kommt, dann wählen Sie Ihr Suchgebiet entsprechend kleiner. Wenn Sie weniger ortsgebunden sind, dann erlauben Sie sich ein grösseres Suchgebiet. Lassen Sie gedanklich einfach genügend Raum, damit das Leben Sie noch überraschen kann! Im Zweifel entscheiden Sie sich besser für ein grösseres Suchgebiet, denn wie gesagt, nein sagen können Sie immer noch.

Parship, eDarling und ElitePartner geben Ihnen die Möglichkeit, das Alter und die Grösse Ihres Wunschpartners einzugrenzen. Auch hier gilt, dass Sie strikte Vorstellungen aus Ihrem Kopf verbannen und eher grosszügige Vorgaben machen sollten. Er muss nicht unbedingt 1.87 Meter gross und drei bis fünf Jahre älter als Sie sein und kann sich dennoch als Ihr absoluter Traumpartner herausstellen! Schränken Sie sich in Sachen Alter und Grösse Ihres Partners nicht selbst ein. Für das grosse Glück in der Liebe kommt es weder auf ein paar Zentimeter noch auf ein paar Jährchen mehr oder weniger an.

10.9 Nichts ist so alt wie ein altes Profil

Ich bin mir bewusst, dass ich mich wiederhole, aber ich lege Ihnen ein erneutes Mal ans Herz, dass Sie Ihr Profil vervollständigen. Falls Sie schon einmal online gedatet haben, wissen Sie, wie unbefriedigend es ist, über ein halb vollständiges Profil zu stolpern, auf das vielleicht nicht einmal Fotos hochgeladen sind. Sie werden sich unweigerlich fragen, wie ernst es diesem Mann ist, wenn er sich nicht einmal die Mühe macht, sein Profil vollständig auszufüllen. Das kann natürlich eine ganz falsche Interpretation sein, aber bei einem Medium, das bei hunderten oder tausenden von Möglichkeiten immer ein Wegklicken auf das nächste Profil erlaubt, dürfen Sie nicht mit einer zweiten Chance rechnen. Die Wenigsten schauen sich ein Profil, das sie schon einmal überflogen haben, ein zweites Mal an, auch wenn es in der Zwischenzeit vervollständigt wurde. Nichts ist so alt wie ein altes Profil. Glauben Sie mir, Sie geben sich selbst die besten Chancen, wenn Sie Ihren Einstand als Newcomerin auf der Plattform mit einem Hammerprofil geben, das vollständig ist!

Ich gratuliere Ihnen, Sie sind jetzt bereit für Ihre ersten Partnervorschläge. Das köstliche Abenteuer *Traumpartner und legendär glückliche Liebesbeziehung* kann beginnen!

11
Insidertipp fünf: Der Erfolgsfahrplan für Ihre ersten Online Dating Schritte

„Wenn du nicht willig bist, das Ungewöhnliche zu riskieren, wirst du dich mit dem Gewöhnlichen zufrieden geben müssen."

Jim Rohn

11.1 Spass als Schlüssel zum Erfolg

Ich gebe zu, die Vorbereitungen für Ihr unwiderstehliches und authentisches Profil waren wahrscheinlich ein ganzes Stück Arbeit. Sie haben Ihnen aber hoffentlich auch Spass gemacht. Ich verspreche Ihnen, dass sich Ihr Einsatz auszahlen wird! Mit einem unwiderstehlichen und authentischen Profil haben Sie das Fundament für einen fulminanten Start Ihrer Partnersuche gelegt. Denken Sie nur einmal kurz zurück, wie es Ihnen ergangen ist, als Sie sich das erste Mal zögerlich dazu entschlossen haben, sich bei einer Online Partnervermittlung anzumelden. Sie stehen heute bereits an einem ganz anderen Ort. Einem Ort, an dem Sie selbstbewusst erste Anfragen von interessierten Männern erwarten dürfen – weil Sie wissen, dass Sie ein geniales Profil von sich aufgeschaltet haben! Nach all der Arbeit, die Sie geleistet haben, kann das freudige Kennenlernen, Beschnuppern und Flirten jetzt endlich beginnen.

Immer wieder Spass zu haben, ist einer der wichtigsten Schlüssel zu Ihrem Erfolg bei der Online Partnersuche.

Sie müssen sich darauf einstellen, dass nicht alle Ihre Online Dating Erfahrungen Ihren innersten Wünschen und Bedürfnissen entsprechen werden. Kalkulieren Sie einige Enttäuschungen, unbefriedigende oder sehr schräge erste Dates, die garantiert zu keinem zweiten Date führen, mit ein. Sie werden weggeklickt, ignoriert, links liegen gelassen werden. Sie selbst werden hoffnungsvollen Männern absagen und sie enttäuschen. Das gehört zum ganz normalen Leben und auch zum Online Daten dazu. Aber dann gibt es da auch diese vielversprechenden Kontakte, die so richtig Spass machen und Ihnen immer wieder zeigen, dass Sie auf dem richtigen Weg sind. Und es gibt Ihren absoluten Hauptgewinn, den Mann Ihres Lebens, der darauf wartet, dass Sie Ja zu ihm sagen.

Wenn Sie auf dieser Achterbahnfahrt der Gefühle nicht wissen, wie Sie bei der Online Partnersuche immer wieder Spass haben können, dann geben Sie garantiert entnervt auf! Viele Mitglieder wissen leider nicht, wie sie auf clevere Art und Weise online daten können. Daneben ist meines Erachtens der mangelnde Spass am Online Daten der Hauptgrund, weshalb die Erfolgsquote bei Parship, eDarling und ElitePartner nicht markant höher als bei ca. vierzig Prozent liegt.

Sollte Ihre Grundhaltung so aussehen, dass Sie Online Dating bis auf die Knochen hassen, dann können Sie nicht allen Ernstes ein tolles Ergebnis erwarten, das Ihnen einen konstanten Strom an Glücksgefühlen bringt. Rechnen Sie eher damit, dass Sie auch bald das Ergebnis Ihrer Bemühungen hassen werden, und wundern Sie sich bitte nicht, weshalb das so ist. Enttäuschte Online Partnersuchende geben vielfach dem Medium Online

Dating die Schuld oder stellen sich auf den Standpunkt, dass es da draussen halt keine guten Männer mehr gibt, die noch nicht vergeben sind. Dabei übersehen sie, dass sie selbst so einiges hätten besser machen können, um ihren Erfolg zu steigern.

Ganz nüchtern betrachtet, ist es nämlich so, dass Sie ohne Spass beim Online Daten auch kein Date sind, das Spass macht!

Würden Sie etwa einen Mann daten wollen, der nicht aufhört, sich im Profil und beim ersten Date darüber zu beklagen, dass er sich durch dieses unglaublich unpersönliche und schrecklich unromantische Prozedere des Online Datens quälen muss, um die Frau seiner Träume zu finden? Eine solche Haltung ist für potenzielle Partner schlicht abstossend! Genauso wie es ihnen geht, geht es auch den Männern: Die wenigsten mögen Frauen, die sich ständig beklagen – egal, ob sie mit einer Modelfigur gesegnet sind oder nicht. Und ersparen Sie sich den Versuch, eine derart negative Haltung mit schönen Worten kaschieren zu wollen. Das kostet Sie nur Ihre Authentizität, und Ihre Grundhaltung scheint dennoch durch die bröckelnde Fassade hindurch. Falls Sie der Online Partnersuche gegenüber immer noch voreingenommen sind oder sich unterschwellig dagegen sträuben, Ihren Partner auf diese Weise zu finden, dann haben Sie jetzt nochmals die Chance, Ihre Einstellung zu ändern und Ihr Profil nochmals entsprechend zu überarbeiten, bevor es so richtig losgeht. Ich vermute nämlich, dass Sie ohne Spass kein unwiderstehliches Profil hinkriegen werden. Und ohne Spass werden Sie auch nicht die Traumbeziehung anziehen, die Sie sich wünschen. So funktioniert nun mal das Gesetz der Anziehung. Warten Sie also nicht darauf, dass Ihre potenziellen Partner Ihnen das Gefühl von Spass vermitteln, das Sie sich beim Online Daten wünschen. Machen Sie den Anfang und seien

Sie die Quelle des Flirtens, des Spasses und der Lebensfreude. Sie werden sehen, dass die Männer dankbar einstimmen werden. Wenn Sie Spass haben, sind Sie glücklich, was ja schon Belohnung genug wäre. Zusätzlich ist der Spassfaktor eine unwiderstehliche Eigenschaft, die Sie in den Augen Ihrer potenziellen Partner strahlend attraktiv macht. Rechnen Sie damit, zu einem wahren Männer Magnet zu werden!

-- Traumfrau Tipp:
Spass zu haben liegt nur eine Entscheidung entfernt! Wenn Sie auf der Reise zu Ihrem Traumpartner Spass haben wollen, dann entscheiden Sie sich bewusst dafür, Spass zu haben und übernehmen Sie die Verantwortung, selbst die Person zu sein, die Spass hat, Spass ausstrahlt, Spass lebt und Spass ist.

11.2 Diese Partneranfragen kommen auf Sie zu

Parship, eDarling und ElitePartner nehmen für sich in Anspruch, sowohl die Profiltexte wie auch die von Ihnen hochgeladenen Fotos zu prüfen, bevor sie freigegeben werden. Deshalb dauert es manchmal ein paar Stunden, bis Ihre Profiltexte und Fotos für andere Mitglieder sichtbar sind. Wie schon gesagt, erscheinen Ihre Bilder bei Parship und ElitePartner für die anderen Mitglieder zunächst verschwommen, und Sie bestimmen individuell, ob Sie Ihre Bilder für ein bestimmtes Mitglied freischalten wollen oder nicht. Sobald Ihre Profiltexte aufgeschaltet sind, kommen bereits die ersten Partneranfragen auf Sie zu. Machen Sie sich darauf gefasst, auf einen Gemischtwarenladen von begeisternden bis wenig einnehmenden Mitteilungen zu stossen. Folgende Partneranfragen werden früher oder später auf Sie zukommen:

-- Elektronisches Lächeln:

Fangen wir mit denen an, die Ihnen „ein Lächeln“ schicken. Sowohl Parship als auch eDarling bieten Ihnen die Möglichkeit, einem anderen Mitglied ein elektronisches Lächeln zu schicken. Meine Meinung zu elektronischen Lächeln ist eher kritisch. Wenn Ihnen ein Mann lediglich ein Lächeln schickt und keine weitere persönliche Nachricht, dann schauen Sie sich doch sein Profil genauer an. Wenn Sie anspricht, was Sie sehen, dann schicken Sie ihm ruhig ein Lächeln zurück und warten Sie ab, ob er Ihnen in der Folge eine individualisierte Anfrage schickt. Wenn er das nicht tut, vergessen Sie ihn! Ich vertrete nun einmal die Ansicht, dass ein Mann etwas mehr dafür tun muss, um den Preis (= Sie!) zu gewinnen, als nur auf einen Knopf zu drücken und Ihnen ein elektronisches Lächeln zu schicken.

Falls Ihnen nicht gefällt, was Sie in seinem Profil sehen, dann reagieren Sie einfach nicht auf das Lächeln. Sie werden ihm dadurch nicht gleich das Herz brechen.

-- Standardanfragen eins:

eDarling und ElitePartner geben ihren Mitgliedern die Möglichkeit, standardisierte Partnerschaftsanfragen zu versenden, die man zusätzlich mit eigenen Fragen oder Fragen aus einem vorgegebenen Fragekatalog aufpeppen kann. Parship kleidet diese Fragen in ein Spiel und nennt das Ganze „Spassfragen“, die von beiden Partnern beantwortet werden. Bei Übereinstimmung gibt es hier einen kleinen Einsatz zu gewinnen, den derjenige, welcher die Spassfragen versendet, am Anfang festlegt (Bezahlen beim ersten Date; Freischalten der eigenen Fotos etc.). Inhaltlich geben weder die Standard- noch Spassfragen allzu viel her. Aber das ist ja auch nicht der Hauptzweck. Mit diesen Standardanfragen soll auf einfache

Art die Hemmschwelle überwunden werden, erstmals ein anderes Mitglied zu kontaktieren. Schauen Sie sich immer zuerst das Profil des Mannes an, der Ihnen die Fragen geschickt hat. Meist können Sie jedoch weder aus dem Profil noch aus der Übereinstimmungsquote allzu viel lesen. Aber damit müssen Sie leben: Die wenigsten Männer werden ein ähnlich unwiderstehliches Profil vorweisen können, wie Sie es haben. Wenn Ihnen grundsätzlich sympathisch ist, was Sie sehen, dann beantworten Sie die Fragen. Dies gilt insbesondere, wenn Sie sich gerade erst angemeldet haben und in Ihrer Inbox noch nicht viele Partneranfragen zu finden sind.

Später können Sie immer noch wählerischer sein und Männer, die Ihnen lediglich Standardfragen schicken, wegklicken. Wenn Ihr Briefkasten jedoch noch Platz hat, dann seien Sie nicht allzu kritisch und beantworten Sie die Fragen offen und ehrlich. Sie vergeben sich dadurch nichts. Jetzt ist es an ihm, Ihnen eine neue Nachricht zu schicken. Haben Sie Geduld und warten Sie einfach ab. Wenn er sich nicht mehr meldet, dann können Sie ihn getrost abschreiben und sich auf andere Männer konzentrieren. Wenn er sich meldet, dann ist das Eis schon mal gebrochen und der weitere Austausch wird, wie schon gesagt, einfacher sein.

-- Standardanfragen zwei:
Sie werden es vielleicht nicht glauben, aber es gibt doch tatsächlich Männer, die versenden Standardanfragen an Dutzende von Damen gleichzeitig, was ich nicht sehr originell finde. Copy-paste lässt grüssen! Manche Männer verkleiden Ihre Standardanfrage in einen etwas längeren Text, um den Anschein zu machen, dass das eine individualisierte Anfrage ist. Schauen Sie sich doch einmal diese Partneranfrage an, an der ich einzig den Namen und den Wohnort geändert habe:

„Hallo liebe Unbekannte
Mein Name ist X, aber die Meisten nennen mich einfach Y, weils halt kürzer ist.
Ich wohne in München und arbeite als Ingenieur in der Entwicklung von elektronischen Geräten für die Dentaltechnik.
Ich reise sehr gerne. Speziell bin ich von Italien sehr begeistert. Kürzlich war ich dort an der Mille Miglia, einem Revival von einem historischen Oldtimer-Rennen. An Italien gefallen mir vor allem das Land und die Leute, wie auch das feine Essen in den rustikalen Trattorias und der gute Wein.
Ich treibe ein wenig Sport, Schwimmen, Fahrrad und im Winter Ski. Nicht fanatisch, nur so damit ich nicht einroste.
Ein weiteres Hobby von mir ist das Segeln. Ich mache mindestens jedes Jahr in einer Gruppe von Kollegen einen Törn im Mittelmeer. Letztes Jahr im September waren wir auf einem Törn zwischen Sardinien und Korsika.
Es würde mich freuen, wenn Du auch zur Tastatur greifen würdest ;-) Wir können eigentlich nur beide gewinnen.
Herzliche Grüsse Y."

Zwar hört sich das alles nett an, aber da steht überhaupt nichts drin, weshalb er gerade diese Frau näher kennenlernen möchte. Hat er das Profil der Frau überhaupt gelesen? Dies ist eine klassische Standardanfrage, die in der genau gleichen Form an viele Frauen verschickt wird. Wenn aus seinen Zeilen rein gar nichts darauf hindeutet, dass er Ihr Profil überhaupt gelesen hat, und er sich nicht die Mühe macht, Ihnen zu schreiben, weshalb er Sie kennenlernen will, sprich was ihm in Ihrem Profil gefallen hat, dann vergessen Sie ihn und löschen Sie sein Profil! Mit Ihrem unwiderstehlichen Profil haben Sie ihm etliche Bälle vors Tor gelegt, die es ihm problemlos ermöglichen würden, auf Ihr Profil Bezug zu nehmen und Sie damit persönlich anzusprechen.

-- Individualisierte Anfragen eins:
Trotz unwiderstehlichen Profils werden Sie solche oder ähnliche Anfragen erhalten:

„Hallo, ich finde Dein Profil sehr sympathisch und sehe auch einige Gemeinsamkeiten in unseren Hobbies (ich jogge und wandere ebenfalls!). Ich möchte Dich gerne kennenlernen. Vielleicht bist Du ja die Frau, nach der ich schon lange suche?"

Eine solche Anfrage haut Sie wahrscheinlich nicht gerade vom Hocker. Mich übrigens auch nicht. Wenn Ihre Inbox noch etwas Post vertragen könnte, dann schauen Sie sich sein Profil gut an und wenn Ihnen gefällt, was Sie sehen, und die Übereinstimmung nach dem Persönlichkeitstest gut ist, dann schreiben Sie ihm ohne grössere Erwartungen zurück.

Wenn sich ein Mann die Mühe macht, Ihnen ein paar persönliche Zeilen zu schreiben, dann nehmen Sie sich bitte die Zeit und geben Sie ihm eine Antwort, wenn Sie Kapazitäten haben. Falls Sie daraufhin erneut einen nichtssagenden Zweizeiler erhalten, ohne dass er auf Ihre Antwort eingegangen ist, dann verabschieden Sie sich von diesem Kontakt. Verfahren Sie gleich und verabschieden Sie sich, wenn Ihnen sein Profil nicht gefällt. Ich sage immer, dass es nie schadet, nett zu sein. Verabschieden Sie sich deshalb auf anständige Art und Weise, ohne verletzend zu sein. Sie brauchen ihm nicht zu sagen, dass sein Profil vor Schreibfehlern strotzt, dass Ihnen sein Foto leider gar nicht gefällt oder dass Sie nur auf grössere Männer stehen. Schreiben Sie ihm, dass Sie in Ihren Profilen nicht genügend Übereinstimmungen sehen, dass Ihre Partnervorstellungen zu verschieden sind oder dass Sie zurzeit einfach zu viele Partneranfragen haben und momentan keine weiteren Erstanfragen bekommen möchten. Dann löschen Sie sein Profil.

-- Individualisierte Anfragen zwei:
Und dann bekommen Sie diese wunderbaren Anfragen von Männern, die von Ihrem unwiderstehlichen Profil begeistert sind und die dies in der Partneranfrage auch fantasievoll und deutlich zum Ausdruck bringen. Das sind die Anfragen, die natürlich am meisten Spass machen und Sie zum Strahlen bringen werden. Selbstverständlich schauen Sie auch die Profile dieser Männer genau an, bevor Sie sich entscheiden, zurückzuschreiben und den Kontakt weiterzuführen oder sich zu verabschieden.

11.3 Beantworten Sie Partneranfragen auf clevere Art

Nebst der immer gültigen Regel, dass Sie einen Spass vermittelnden, lockeren und flirthaften Ton anschlagen, gibt es weitere Regeln, die Ihnen die Online Partnersuche erleichtern werden. Erstere ist jedoch die allerwichtigste: Ihr Ziel ist es, mit Ihren Mitteilungen ein Lächeln oder zumindest ein Schmunzeln auf die Gesichter Ihrer potenziellen Partner zu zaubern. Sie tun dies nicht, indem Sie wie alle anderen Frauen vorgehen und Ihrem Gegenüber schreiben, dass sein Profil Ihnen gefällt, dass Sie diese und jene Übereinstimmung in den Profilen gefunden haben und hoffen, dass er Ihnen zurückschreibt. Das ist nichts anderes als fantasielos und lahm. Mit einer solchen Antwort locken Sie keinen Mann aus der Reserve! Es gibt auf Online Dating Seiten kaum etwas Langweiligeres als die Aufzählung von ach so tollen Übereinstimmungen in den Profilen, die meist nur so weit gehen, dass Sie beide atemberaubenderweise joggen oder Ski fahren oder Musik hören. Der Rest sind unnötige Floskeln: Logisch schreiben Sie ihm zurück, weil Ihnen sein Profil gut gefällt. Und klar hoffen Sie, dass er Ihnen zurückschreibt.

Wenn Sie das alles nicht tun dürfen, wie sehen Ihre Antworten auf erste Partneranfragen dann aus?

Sie behalten den flirthaften, Spass vermittelnden Ton und bleiben in Ihren ersten Mitteilungen grundsätzlich *unverbindlich.* Schreiben Sie ruhig ein paar Zeilen, aber vermeiden Sie es, in den ersten Kontakten einen Roman zu schreiben. Wenn ich unverbindlich sage, dann meine ich, dass Sie weder die Heirats- noch die Babyfrage stellen. Sie sehen auch davon ab, ihn wegen seines Berufes oder seiner letzten längeren Beziehung auszufragen. Und Sie machen sich auch keine verfrühten Hoffnungen, dass er Ihr Mr. One and Only ist. Sie befinden sich im Internet und wissen noch gar nichts über diesen Menschen. Sie wissen nicht, ob er Ihnen noch einmal zurückschreibt, ob es zu einem ersten Date kommen wird, und natürlich auch nicht, ob Sie überhaupt zusammenpassen und, wenn ja, ob die Chemie zwischen Ihnen stimmen würde oder nicht. Das gegenseitige Kennenlernen ist ein Prozess, den man nicht beschleunigen kann, nur weil man seinen Partner auf einer Online Partnervermittlung sucht. Geben Sie sich Zeit für ein Kennenlernen, bevor Sie anfangen, Gefühle zu investieren.

Stellen Sie sich die erste Kontaktaufnahme beim Online Daten so vor, wie wenn Sie auf einer Cocktailparty jemandem das erste Mal begegnen. Nachdem er Sie das erste Mal angesprochen hat, werden Ihre ersten Worte nicht inquisitorischer Natur sein und Sie werden ihn hoffentlich nach einem Blick auf seinen nackten Ringfinger nicht fragen, wann er denn seine letzte langjährige Beziehung hatte und wie die verlaufen ist. Sie werden ihm auch nicht schmachtend in die Augen schauen und ihm zuflüstern, dass Sie unbedingt ein Kind haben möchten und er in Ihren Augen der ideale Erzeuger dafür sei. Oder würden Sie es schätzen, von einem Mann in der ersten Partneranfrage ausgequetscht zu werden, weshalb Sie denn bitte schön noch keine Kinder haben, noch oder wieder single sind oder ob Sie mit Ihrem Einkommen auch zu einem gemeinsamen Haushalt beitragen können? Wenn Sie einen locker-flockigen Grundton ohne inquisitorische Fragen pflegen, dann haben Sie die höchste Hürde schon einmal geschafft.

Mit Ihrem unwiderstehlichen Profil werden Sie vermehrt grossartige Partneranfragen erhalten, bei denen es Ihnen sehr leicht fällt, darauf zu antworten, ohne die gemeinsamen Hobbies ins Zentrum Ihrer Kommunikation stellen zu müssen. Dennoch schadet es auch bei diesen Partneranfragen nicht, wenn Ihre Antwort erstens Spass macht, wenn Mann sie liest, und sich zweitens wohltuend vom Einheitsbrei der Antworten abhebt, die ein Mann üblicherweise bekommt. Bei allen anderen Erstanfragen, die Sie nicht vom Hocker reissen, ist es jedoch geradezu unentbehrlich, dass Sie auf eine Art und Weise antworten, die den Spassfaktor zurück in den Online Dating Alltag bringt. Aber wie stellen Sie es an, dass Sie eine fantastische Antwort auf eine erste Partneranfrage schreiben, die leider nicht ganz so fantastisch ist? Hier ist das Rezept:

Sie picken sich das Ungewöhnlichste aus seinem Profil heraus und machen damit eines von zwei Dingen:

- **Sie schreiben ihm Ihre gewitzte Meinung darüber.**

- **Oder Sie lügen, was das Zeug hält!**

Die erste Möglichkeit ist zwar die einfachere, aber die zweite ist diejenige, mit der meine Klientinnen und ich die Erfahrung gemacht haben, dass fünfundneunzig Prozent der Männer begeistert zurückschreiben. Als ich damals mit dieser zweiten Methode online gedatet habe, hatte ich damit eine

Erfolgsquote von sagenhaften hundert Prozent Antworten auf meine Mitteilungen! Bei beiden Varianten ist es zentral, dass Sie sich, wie beschrieben, *das Ungewöhnlichste* aus seinem Profil herauspicken. Nicht das, was Ihnen am besten gefällt, sondern das Aussergewöhnlichste, das er in seinem Profil erwähnt. Manche Profile geben diesbezüglich nicht viel her. Wenn Sie in einem Profil wirklich gar nichts finden, dann habe ich dafür leider keine magische Formel. Es bleibt Ihnen nur die Wahl, eine solche Anfrage entweder gar nicht zu beantworten oder ihm einfach eine nette Antwort zu schreiben, in der Sie ihm irgendeine Frage der allgemeineren Art stellen, um Raum für Austausch zu lassen. Achten Sie bei Ihrer Frage darauf, dass er nicht bloss mit Ja oder Nein antworten kann, sonst sind Sie mit Ihrer Kommunikation möglicherweise schnell wieder am Ende. Leider macht ein solcher Austausch nicht sonderlich viel Spass. Und Daten muss Spass machen, ob es nun online oder offline geschieht. Immerhin suchen Sie Ihren Traumpartner, in den Sie sich kopfüber verlieben, mit dem Sie spielen, lachen, Sie selbst sein und Hand in Hand glücklich durchs Leben gehen können. Es geht um Flirten, Kopfkino, Herzklopfen und Bauchkribbeln. Ohne Glücksgefühle beim Daten kann das nichts werden!

Daher lohnt es sich wirklich, die Profile der Männer genau durchzulesen und nach Aussergewöhnlichem Ausschau zu halten, um Ihrer Online Dating Kommunikation das nötige Quäntchen Lebenslust zu verpassen! Beide Varianten, die ich Ihnen gleich näher vorstelle, leben davon, dass Sie aus all den Antworten und Anfragen, die ein Mann bekommt, garantiert herausragen. Er ist es gewohnt, langweilige „mir gefällt Dein Profil oder Foto"-Anfragen zu bekommen, in denen auf Gemeinsamkeiten hingewiesen wird, die für den Erfolg einer Beziehung in aller Regel vollkommen unwichtig sind.

11.3.1 Variante eins: Schreiben Sie Ihre gewitzte Meinung

Diese erste Variante ist, wie gesagt, einfacher als die zweite, macht allerdings auch nicht ganz so viel Spass. Wenn er in seinem Profil schreibt, dass er seit Jahren leidenschaftlicher Jogger ist, dann könnten Sie ihm zum Beispiel Folgendes schreiben:

„Sport ist für mein Wohlbefinden wichtig, aber noch wichtiger ist mir, dass mir die Bewegung Spass macht! Deshalb wirst Du mich im Fitnesscenter nie eine Stunde lang auf der Tretmühle sehen. Viel lieber bewege ich mich draussen in der Natur, sei es laufend, radelnd oder wandernd. Dort kann ich den Wind in den Haaren und die Sonne im Gesicht spüren - und auch mal fröhlich vorbei joggend mit einem Vogel um die Wette pfeifen. Vielleicht gibt es ja unsportliche Menschen, aber meines Erachtens haben sie einfach noch nicht die Bewegungsart gefunden, die ihnen wirklich Spass macht. Als nächste Sportart überlege ich, ob ich nicht Weinfässchen den Berg hinauf rollen soll. Wenn Du jetzt noch mit einem Käselaib üben könntest, wäre unser Picknick perfekt...

Rosemarie“

Zusätzlich werden Sie natürlich auch kurz auf seine Partneranfrage eingehen, wenn er darin mehr geschrieben hat, als dass er Ihr Profil mag und Sie gerne näher kennenlernen möchte. Beziehen Sie unbedingt die Betreffzeile mit ein und schreiben Sie beispielsweise „Joggend zum Picknick“. Wenn Sie seinen Namen nicht kennen, dann starten Sie direkt mit Ihrem Text (ohne „Lieber Unbekannter“!). Schreiben Sie auf jeden Fall Ihren Vornamen unter Ihre Mitteilung, weil das Nähe schafft. Enden Sie Ihren Text stark. Das heisst, dass Sie ihn nicht bitten, Ihnen zurückzuschreiben. Gehen Sie beim Schreiben Ihres

Textes davon aus, dass er Sie kennenlernen will. Und seien Sie ruhig mutig und schalten Sie ihm Ihre Fotos frei. Wenn Sie ihm nicht gefallen, dann finden Sie es gleich zu Beginn heraus, was Ihnen wertvolle Zeit und eine mögliche Enttäuschung beim ersten Date erspart. Falls er es noch nicht getan haben sollte, bitten Sie ihn, seine Fotos für Sie ebenfalls freizuschalten.

11.3.2 Variante zwei: Lügen Sie, was das Zeug hält

Was, Sie sollen lügen – obschon ich ständig von authentisch und echt sein schreibe? Aber klar doch sollen Sie lügen! Und zwar sollen Sie dies so offensichtlich und übertrieben tun, dass es jeder merkt, dass Sie gerade am Fabulieren sind. Sie werden ihm damit garantiert ein breites Lachen aufs Gesicht pflanzen!

Um beim schon genannten Beispiel mit dem leidenschaftlichen Jogger zu bleiben, könnten Sie ihm Folgendes zurückschreiben:

„Was für ein Zufall! Gerade gestern habe ich an den Jogging Universalmeisterschaften in Paris teilgenommen. Leider wurde ich Letzte. Ich wusste nicht, dass es auf den Champs-Elysées ein Geschäft mit diesen oberleckeren Makkaronen gibt. Da konnte ich echt nicht widerstehen... Ich habe mich durch alle achtunddreissig Sorten durchprobiert, bis ich nicht mehr konnte. Und dann konnte ich wirklich nicht mehr. Joggen, meine ich. Macht aber nichts. Denn immerhin habe ich kurz vor dem Ziel noch den Besenwagen überholt. Vielleicht waren es auch die echten Strassenwischer, die das verwaiste Zielgelände wieder auf Vordermann gebracht haben. Wie auch immer: Es hat Spass gemacht! Nächstes Jahr bin ich wieder top motiviert dabei! Paris ist halt immer eine Reise wert!!!

Rosemarie

PS: Bist Du schon mal im Flugzeug nach New York gejoggt? ;-)“

Als Betreff könnten Sie schreiben: *„Joggend nach New York"*.

Auch bei dieser Variante gehen Sie natürlich kurz auf seine Partneranfrage ein, wenn er darin etwas geschrieben hat, auf das Sie gerne antworten möchten. Bauen Sie es doch am besten gleich zu Beginn Ihrer Antwort mit ein. Wenn er Ihnen beispielsweise geschrieben hat, dass er Ihr Profil total sympathisch findet, dann könnten Sie den ersten Satz streichen und stattdessen schreiben: *„Klar sind wir Jogger ein sympathisches Völkchen! Gerade gestern habe ich übrigens an den Jogging Universalmeisterschaften in Paris teilgenommen..."*

Schliessen Sie Ihre Mitteilung mit einem witzigen „PS" ab. Dann stellen Sie sicher, dass Ihr „Abgang" stark ist, und setzen Sie Ihren Vornamen darunter.

Und wenn er den Witz nicht verstehen oder einfach nicht lustig finden sollte? Dann könnten Sie vielleicht noch ein bisschen an Ihrer Technik feilen. Oder er versteht Ihren Humor nicht, was ihn als Ihr Traumpartner sowieso ausschliesst. Auf jeden Fall ist das nicht weiter tragisch. Vergessen Sie ihn und machen Sie frisch-fröhlich weiter!

-- Traumfrau Tipp:

Freuen Sie sich über geniale Mitteilungen von möglichen Partnern, aber bleiben Sie trotzdem ein gutes Stück neutral und investieren Sie auf keinen Fall Gefühle – wie toll auch immer ein Mann formulieren kann oder wie ansprechend auch immer er auf den Profilfotos aussieht. Sie kennen die Person, die hinter den Zeilen oder dem Foto steckt, überhaupt nicht. In diesem Stadium verfrüht Gefühle zu investieren, resultiert meist in einer Enttäuschung. Ersparen Sie sich das Gefühlschaos und den Herzschmerz und bleiben Sie am Anfang locker, leicht und unverbindlich.

11.4 Häufig gestellte Fragen

Wenn es um die ersten Nachrichten geht, stehen viele Frauen vor den gleichen zwei Fragen:

- Was tun Sie, wenn Ihnen ein Mann in seiner ersten Anfrage seine Telefonnummer oder seine persönliche E-Mail Adresse gibt?
- Was tun Sie, wenn ein Mann auf ein sofortiges erstes Treffen drängt, Sie sich jedoch noch nicht bereit dazu fühlen?

Es passiert eher öfter als seltener, dass Sie in der allerersten Nachricht eines Mannes seine private Telefonnummer oder E-Mail Adresse bekommen und gebeten werden, ihn entweder anzurufen oder ihm der Einfachheit halber auf seine private E-Mail Adresse zu antworten. Ebenso häufig ist es tendenziell eher der Mann, der auf ein baldiges persönliches Treffen drängt, während Frauen zunächst ein Gefühl von Sicherheit und Vertrauen brauchen, bevor sie ihre E-Mail Adresse oder Telefonnummer herausgeben oder in ein persönliches Treffen einwilligen. Ausnahmen bestätigen natürlich die Regel.

Verurteilen Sie einen Mann nicht vorschnell als unsensiblen Klotz, wenn er Ihnen gleich seine private E-Mail Adresse oder Telefonnummer gibt und auf ein Treffen drängt. Vielleicht hatte ein Mann auf einer Online Dating Plattform schon mehrmals längeren Mailaustausch mit einer Frau und musste dann beim ersten Date enttäuscht feststellen, dass die Chemie leider gar nicht stimmt. Um das zu vermeiden, drängt mancher Mann auf ein möglichst sofortiges Treffen. Männer haben auch nicht das gleiche Sicherheitsbedürfnis wie Frauen, deshalb gehen sie mit ihrer privaten E-Mail Adresse und Telefonnummer weitaus sorgloser um. Männer sind nun einmal anders als Frauen und haben andere Bedürfnisse als Frauen (und wir lieben sie ja gerade deshalb, weil sie anders sind als wir!). Wenn Sie diese ganz natürlichen Unterschiede zwischen den Geschlechtern verstehen, müssen Sie nicht mehr verärgert Zeter und Mordio schreien, sondern können relaxt und mit Witz und Charme das rüber bringen, was Ihnen wichtig ist. Wenn Sie noch Zeit brauchen, bis Sie mit ihm telefonieren, sich via privater E-Mail austauschen oder sich persönlich treffen wollen, dann erteilen Sie ihm eine Abfuhr. Aber eine Abfuhr, die ihm nicht das Gefühl gibt, Sie vertrauten ihm nicht, weil er ein gefährlicher Massenmörder sein könnte, sondern eine Abfuhr, die spielerisch ist und trotz Ihres Neins Spass macht. Vertrösten Sie Mr. Ungeduld mit einem Augenzwinkern und schaffen Sie sich so etwas Zeit, um ihn besser kennenzulernen. Die einfachste Art, dies zu tun ist, dass Sie ihm ein Quiz schicken. Schreiben Sie ihm zum Beispiel Folgendes:

„Danke für Deine witzige Mitteilung, mit der Du mir den Morgen versüsst hast! Wie ich sehe, bist Du ein Mann, der flott und flink entscheidet! Aber weisst Du, wo käme ich denn da hin, wenn ich mit jedem Mann, der mich anschreibt, gleich telefonieren würde?! Ich sags Dir, ich würde von morgens bis abends nur noch an der Strippe hängen ;-) Ein Telefonat mit mir musst Du Dir zuerst verdienen. Und ich habe auch schon eine Idee! Hier sind drei Fragen. Wenn mir Deine Antworten gefallen, dann überlege ich mir, Dir zu gegebener Zeit meine super geheime Geheimnummer zu geben:

1. *John Irving oder Marc Elsberg?*
2. *Boxershorts oder Slips?*
3. *FC Barcelona oder FC Basel?*

Gib alles!!! :-)

Rosemarie“

Servieren Sie auch bei den Fragen eher leichte Kost. Es kommt Ihnen ja nicht auf die Antworten an, sondern darauf, dass Sie eine Win-win-Situation schaffen: Sie haben mehr Zeit, sich vor einem persönlichen Treffen näher kennenzulernen, und er bekommt ein momentanes Nein, das ihm sogar Spass macht und ihn anspornt, sich weiter um Sie zu bemühen.

11.5 Wie Sie einen Alpha Mann anschreiben, ohne ihn abzuschrecken

Leider mache ich immer wieder die Erfahrung, dass sich allzu viele Frauen darauf verlassen, von Männern angeschrieben zu werden. Bei hunderttausenden von Partnersuchenden ist es jedoch so, dass Sie von einem Mann auf einer Online Dating Plattform leicht übersehen werden können, auch wenn Sie perfekt zusammenpassen würden. Wenn er sich durch fünfhundert Partnervorschläge klicken kann resp. muss, dann liegt nicht immer Absicht dahinter, wenn er Sie trotz hoher Übereinstimmung Ihrer Persönlichkeitstests nicht schon angeschrieben hat. Sie werden mehr Spass und einfach auch mehr Kontakte haben, wenn Sie selbst immer wieder die Initiative ergreifen und Männer anschreiben. Warten Sie nicht, bis Ihre Inbox vor Leere gähnt, bis Sie sich zu diesem Schritt aufraffen. Sie halten den Schwung und die positive Energie aufrecht, wenn Sie gleich zu Beginn Ihres Online Dating Abenteuers initiativ werden. So erhöhen Sie nicht nur Ihre Chancen, Ihren Traumpartner zu finden, sondern Sie ersparen sich auch das deprimierende Gefühl, dass sich niemand für Sie interessiert. Genauso wie sich Männer durch die Profile der Damen klicken, so sollten auch Sie sich durch die Profile Ihrer Partnervorschläge arbeiten. Wenn Ihnen das Profil eines Mannes besonders gut gefällt, markieren Sie es als Favorit und klicken sich durch weitere Profile, bis Sie etwa zehn Favoriten angesammelt haben. Und dann kontaktieren Sie diese Männer einen nach dem anderen - ohne riesige Erwartungen, sondern einfach, weil es sich gut anfühlt, sich im Flirten zu üben.

Wie oft, glauben Sie, habe ich schon den Satz gehört, dass es der Mann sein muss, der den ersten Schritt macht? Praktisch jedes Mal, wenn ich eine Klientin dazu ermuntere, dass sie bei der Online Partnersuche selbst aktiv werden und Männer anschreiben muss. Ich behaupte nicht, dass dieser Satz nicht seine Berechtigung hätte: Wenn Sie einen Alpha Mann suchen, also einen Mann, der eine vorwiegend maskuline Energie hat, dann dürfen Sie in der Tat nicht zu forsch vorgehen, weil Sie sonst nur allzu schnell aus seinem Raster als potenzielle Partnerin fallen. Aber selbst einen Alpha Mann können Sie kontaktieren, ohne als dominant zu gelten und ihn abzuschrecken.

Sie tun dies jedoch nicht, indem Sie ihm ein elektronisches Lächeln schicken und dann abwarten, ob er anbeisst oder nicht. Sie tun dies ebenfalls nicht, indem Sie ihm schreiben, dass Sie sein Profil ganz toll finden, viele Übereinstimmungen sehen und hoffen, dass er Ihnen zurückschreibt. Eine solche Anfrage ist langweilig und macht einen schwachen Eindruck. Sie sprechen damit einen Alpha Mann nur an, wenn Sie dazu ein Foto von sich freigeben, mit dem Sie in der gleichen Liga wie ein Supermodel spielen. Ansonsten haben Sie es lediglich geschafft, ihn mit Ihrer Anfrage auf ein Podest zu heben, weil Sie ja schreiben, wie toll er in Ihren Augen ist. Damit haben Sie ihm keinerlei Grund gegeben, Ihnen zurückzuschreiben, weil er Sie nicht als den Preis ansehen wird, den es zu gewinnen gibt. Aber genau das wollen Sie tun! Bringen Sie ihn mit Ihrer Anfrage zum Lachen anstatt zum Gähnen und vermitteln Sie ihm gleichzeitig, dass Sie das Tüpfchen auf dem I sind. Wenn Ihnen das Profil eines Mannes aus der Liste Ihrer Partnervorschläge gefällt, er Sie jedoch noch nicht kontaktiert hat, dann zeigen Sie Mut und schreiben Sie ihn an! Sie haben nichts zu verlieren, aber vieles zu gewinnen. Die besten Erfolgschancen auf eine Antwort haben Sie definitiv, wenn Sie die „Lügen, was das Zeug hält"-Methode wählen, die ich bereits beschrieben habe. Wenn Sie noch zu wenig Übung darin haben, wählen Sie die Variante, in der Sie ihm Ihre gewitzte Meinung über das Aussergewöhnlichste in seinem Profil schreiben. Ich habe nicht nur bei der Partnersuche, sondern im Leben allgemein die Erfahrung gemacht, dass es sich lohnt, mutig zu sein und das beste Ergebnis zu erwarten. Sie werden sehen, dass Ihnen die meisten Männer mit Begeisterung zurückschreiben werden.

-- Traumfrau Tipp:

Nutzen Sie die Möglichkeit, eine Favoritenliste der Kontakte anzulegen, die Ihnen besonders zusagen. Wenn Sie sich noch unsicher fühlen, Männer zu kontaktieren, dann üben Sie doch zunächst mit Kandidaten, die nicht zu Ihrer Favoritenliste gehören. Wenn Sie sich da anfangs etwas ungeschickt anstellen sollten, ist nicht so viel verloren. Und wenn Sie nach ein paar Tagen sicherer geworden sind, wie Sie einen Mann locker-flockig anschreiben, dann gehen Sie zu Ihrer Favoritenliste über!

11.6 Der zu früh Auserkorene

Einer der grössten Fehler bei der Online Partnersuche ist es, wenn Sie sich verfrüht auf einen einzigen Mann konzentrieren. Sie haben beispielsweise einen lebhaften, funkensprühenden Austausch mit einem Mann. Sie sind begeistert von ihm und haben seit langer Zeit wieder einmal so richtig Spass mit einem Mann. Und das Beste ist, dass es auf Gegenseitigkeit zu beruhen scheint. Schon geht das Kopfkino bei Ihnen los! Sie stellen sich vor, dass er *derjenige* sein könnte und dass Sie sich endlich gefunden haben. Mit anderen Worten projizieren Sie alle Ihre Hoffnungen auf einen Unbekannten. Sie brennen darauf, seine nächste Nachricht zu lesen, denn es scheint endlich der Zeitpunkt gekommen zu sein, ihn nach einer oder zwei Wochen ein erstes Mal zu treffen. Auf den Austausch mit anderen Männern haben Sie gar keine Lust mehr, einfach, weil keiner diesem Mann momentan das Wasser reichen kann. Nur bei ihm fliessen Ihre Energien, sprühen Sie vor Witz und fühlen sich wunderbar lebendig. Und ja, da sind Sie schon, das Herzklopfen und die ersten Schmetterlinge im Bauch.

Und dann passiert eines von zwei Dingen:

1. Sie hören nie mehr etwas von ihm. Zuerst denken Sie, dass er gerade zu beschäftigt ist. Als nächstes befürchten Sie, dass ihm etwas passiert ist. Nur... Sie sehen gerade, dass er heute wieder auf der Dating Plattform online war, ohne sich bei Ihnen zu melden... Sie schreiben ihm nochmals und hören immer noch nichts. Und es dämmert Ihnen, dass er wahrscheinlich eine andere Frau gefunden hat...

2. Endlich ist das lang ersehnte erste Date da. Weil es im Austausch mit ihm so unglaublich gut gelaufen ist, verabreden Sie sich nicht nur zu einem Kaffee oder einem Spaziergang am Nachmittag. Nein, mit ihm soll es das ganze Programm sein: Sie haben sich in einer Weinbar zum Aperitif verabredet und ein Tisch in einem tollen Restaurant für ein Candlelight Dinner ist ebenfalls gebucht.

> Nach stundenlangem Hin und Her entscheiden Sie sich für das sexy rote Kleid und die leider etwas unbequemen, aber toll aussehenden Schuhe. Als Sie dann pünktlich bei der Weinbar ankommen, wartet da jemand vor der Türe auf Sie, von dem Sie nach drei Sekunden schon wissen, dass zwischen Ihnen nie etwas in Sachen Romantik laufen könnte. Was Ihnen dann bevorsteht, ist ein sehr, sehr langer Abend und ein deprimierend leeres Postfach, wenn Sie endlich wieder zu Hause sind...

Es ist wichtig, dass Sie sich nicht verfrüht auf einen einzigen Mann konzentrieren, sondern Ihre Optionen anfänglich erst einmal offen halten. Sie wissen erst nach einem persönlichen Treffen, ob die Chemie zwischen Ihnen beiden stimmt oder nicht. Und auch dann können Sie noch nicht sagen, ob Sie beide das Potenzial haben, langfristig ein glückliches Paar zu werden.

Die Zauberworte heissen Parallel Flirten und Parallel Daten!

Männer tun es ebenfalls! Ihre Inbox sollte nicht nur die Nachrichten eines einzigen Mannes enthalten, sondern Sie sollten sich mit mindestens fünf bis zehn Männern gleichzeitig austauschen. Damit Sie nicht vor dem Nichts stehen, wenn sich Ihr momentaner Favorit nicht mehr meldet, oder wenn es einfach nicht passt oder nicht funkt. Wenn das geschieht, ist es hilfreich, wenn ein paar weitere, spannende Kontakte in Ihrer Inbox auf Ihre Antwort warten. Ansonsten besteht die Gefahr, dass Sie es persönlich nehmen und verletzt sind, wenn sich ein Mann, mit dem Sie zuvor lebhaften E-Mail Austausch hatten, plötzlich verabschiedet oder er auf Nimmerwiedersehen verschwindet. Dabei ist nichts weiter passiert, als dass er wahrscheinlich die passende Partnerin kennengelernt hat. Mit anderen Worten war er einfach nicht Ihr Traumpartner!

Wenn Ihr Postfach zu wenig Leben aufweist, dann wissen Sie jetzt, wie Sie selbst aktiv werden und Männer aus Ihren Partnervorschlägen anschreiben können. Sie werden sehen, wie viel Spass Parallel Flirten und Parallel Daten macht!

11.7 Vermeiden Sie Online Brieffreundschaften

Der Name heisst Online Partnersuche und nicht Online Brieffreundschaft! Vielleicht haben Sie selbst die Tendenz, auf Nummer Sicher gehen zu wollen und wochenlang mit einem Mann in intensivem E-Mail Austausch zu stehen, bevor Sie ein Date mit ihm ins Auge fassen. Wenn dies bei Ihnen nicht der Fall sein sollte, rechnen Sie zumindest damit, auf Männer zu treffen, die Ihnen über lange Zeit regelmässig seitenlange Nachrichten schreiben, ohne irgendeinmal die Themen *Telefonieren* oder *Date* zu erwähnen. Diese Art von Aufmerksamkeit mag Ihnen vielleicht schmeicheln, aber Sie sind nun einmal nicht auf einer Online Dating Plattform, um einen netten Brieffreund zu finden. Und vor allem können Sie jemanden nur im wirklichen Leben kennenlernen. Auch wenn Sie sich drei Monate gegenseitig das Herz ausschütten und Ihre Aufs und Abs teilen, heisst das noch lange nicht, dass aus Ihnen in der realen Welt ein Liebespaar wird. Vermeiden Sie lange Mailkontakte, ohne sich von Angesicht zu Angesicht (und damit meine ich weder FaceTime noch Skype) zu sehen. Sie werden sonst unweigerlich Vorstellungen kreieren und Erwartungen auf eine Person projizieren, die sich als falsch herausstellen könnten. Zudem sind ellenlange Nachrichten ein wahrer Zeitfresser. Es lohnt sich nicht, über Wochen täglich stundenlang mit einem einzigen Mann zu korrespondieren, wenn Sie nicht wissen, ob aus Ihnen das Traumpaar werden kann, das Sie gerne wären.

Was sollen Sie also tun? Meine Empfehlung ist, dass Sie sich ein paar Mal auf der Plattform selbst austauschen, bevor Sie einige Male über Ihre private E-Mail kommunizieren. Dann ist der Zeitpunkt für ein erstes und allenfalls auch ein zweites Telefongespräch gekommen. Anlässlich von diesem sollte der Entscheid fallen, ob und wann Sie sich für ein erstes Date treffen. Idealerweise spielt sich das Ganze innerhalb von einer Woche oder längstens zehn Tagen ab. So halten Sie den Schwung und die Spannung aufrecht und verlieren erst noch keine Zeit, falls sich herausstellen sollte, dass Sie doch nicht so gut zusammenpassen.

-- Traumfrau Tipp:
Orientieren Sie sich an folgender Faustregel, aber lassen Sie Raum für Anpassungen je nach Ihrem individuellen Bauchgefühl:
Drei gegenseitige Nachrichten auf der Online Dating Plattform, drei gegenseitige Nachrichten auf Ihrer privaten E-Mail, ein bis zwei Telefonate, erstes Date.

11.8 Die Wichtigkeit eines Telefonanrufs

Bevor Sie sich zu einem ersten Date treffen, sollten Sie mit dem Mann mindestens einmal ein längeres Telefongespräch geführt haben. Das hilft Ihnen nicht nur, einen besseren Eindruck von Ihrem Gegenüber zu bekommen, sondern vor allem auch, Ihre Nervosität beim ersten Date in Grenzen zu halten. Denn irgendwie ist ein Unbekannter nicht mehr ganz so unbekannt, wenn man schon einmal mit ihm telefoniert hat. Wenn Ihnen ein Mann ein erstes Date vorschlägt, bevor Sie miteinander telefoniert haben, dann schreiben Sie ihm, dass Sie sich sehr gerne mit ihm treffen werden, dass Sie es aber begrüssen würden, zuerst mit ihm zu telefonieren. Sie können ihm zum

Beispiel sagen, dass Sie gerne seine Stimme hören würden, bevor Sie ihn persönlich kennenlernen. Kein Mann wird sauer sein, wenn Sie dies vorschlagen. Und wenn doch, dann haben Sie sich ein erstes Date mit einem Mann erspart, den Sie bestimmt nicht näher kennenlernen wollen! Wenn nach Ihrem Gefühl die Zeit für ein erstes Telefonat reif ist und er dies nicht selbst vorschlägt, dann tun Sie dies bitte.

Ich persönlich hatte nie Angst davor, einem Stalker aufzusitzen und habe meinen Dates jeweils meine Handynummer gegeben, wenn es Zeit für den ersten Telefonanruf war. Wenn Ihnen dies unangenehm ist, dann können Sie immer noch die Variante wählen, dass Sie ihn um seine Nummer bitten und ihn von Ihrer unterdrückten Rufnummer aus anrufen. Achten Sie einfach darauf, dass Sie ihn nicht wie einen ausgebrochenen Straftäter behandeln, wenn er Sie nach Ihrer Telefonnummer fragt. Sie könnten sich bei Ihrem Telefonanbieter auch eine neue SIM-Karte kaufen und diese Rufnummer ausschliesslich für die Online Partnersuche verwenden. Da jede Frau ein anderes Sicherheitsbedürfnis hat, sollten Sie genauso vorgehen, wie es für Sie persönlich stimmig ist.

Seien Sie sich bewusst, dass das erste Telefonat mit einem praktisch Unbekannten reichlich komisch sein kann, und lassen Sie sich nicht zu sehr davon beeinflussen. Es geht Ihnen beiden nämlich gleich! Sie können diese Anspannung auf ganz einfache Art lösen, indem Sie im Verlauf des Telefongesprächs offen ansprechen, wie seltsam diese Situation auch für Sie ist. Das entspannt nicht nur Sie beide, sondern macht Sie gleichzeitig authentisch und auf sympathische Weise zugänglich. Halten Sie den Grundton und die Themen, wenn möglich, leicht. Dies ist nicht der Zeitpunkt, um ihn mit knallharten Fragen zu löchern.

Nebst dem, dass Sie nach einem Telefonat mit einem Mann, den Sie noch nie zuvor gesehen haben, ein gutes Stück lockerer und entspannter an Ihr erstes gemeinsames Date gehen können, ist ein Telefongespräch auch eine grossartige Gelegenheit, ein paar grundlegende Sachen herauszufinden. Achten Sie sich deshalb auf folgende Dinge:

- Mögen Sie seine Stimme?
- Stellt er Ihnen Fragen und interessiert er sich für Ihre Antworten?
- Gibt er Ihnen Raum, sich auszudrücken? Geht er auf Sie ein?
- Ist er Ihnen sympathisch?
- Ist er zugänglich oder schliesst er Sie aus?
- Ist er ein „mein Glas ist halbvoll" oder „mein Glas ist halbleer"-Typ?
- Auch wenn Sie etwas nervös sind, fühlt es sich für Sie grundsätzlich gut an, mit ihm zu telefonieren?
- Tauchen im Gespräch rote Flaggen auf, die Sie stutzig machen?

Die letzten beiden Fragen sind die wichtigsten! Ihre Antworten auf diese Fragen entscheiden, ob Sie mit ihm erneut telefonieren, sich am Ende des Gesprächs zu einem ersten Date verabreden oder sich doch definitiv verabschieden wollen. Verlassen Sie sich ganz auf Ihr Bauchgefühl. Und denken Sie bitte daran, dass Sie ihm auch nach einem Telefongespräch kein Date schuldig sind, wenn dies für Sie nicht stimmen sollte.

11.9 Wenden Sie fünfundvierzig Minuten pro Tag für die Online Partnersuche auf

Wenn Sie nicht planlos online daten, sondern baldmöglichst Ihren Liebsten finden wollen, dann müssen Sie der Partnersuche entsprechende Priorität in Ihrem Leben einräumen. Wenden Sie mindestens fünfundvierzig Minuten täglich dafür auf, sich die Profile Ihrer Partnervorschläge anzuschauen, Favoriten festzulegen, Ihren Kontakten zu antworten und selbst aktiv Männer anzuschreiben.

Sie werden sehen, dass fünfundvierzig Minuten sehr knapp bemessen sind, vor allem am Anfang, wenn Sie noch nicht so grosse Übung haben, eine Anfrage oder Antwort zu schreiben, die wirklich Spass macht. Zusätzlich müssen Sie in Ihrem Terminkalender einmal pro Woche Platz für ein längeres Telefonat sowie für ein Date schaffen. Ich bin mir sehr bewusst, dass dies einen grossen Teil Ihrer Freizeit in Beschlag nimmt. Schlussendlich ist es jedoch nur ein Bruchteil dessen, was Sie an Zeit und Energie aufwenden werden (und wollen!), wenn Sie Ihren Liebsten gefunden haben und mit ihm gemeinsam eine langfristig glückliche Beziehung aufbauen. Setzen Sie die Prioritäten, die dem entsprechen, was Sie in Ihrem Leben wirklich wollen. Sie werden eine ganz andere Energie, eine ganz neue Zuversicht ausstrahlen, wenn Sie der Liebe gegenüber so viel Verbindlichkeit und Engagement zeigen. Deshalb starten wir diese Reise zu Ihrer grossen Liebe auch mit einer starken Intention, die Ihr Fixstern ist, bis Sie *ihn* gefunden haben. Machen Sie sich deshalb das grösste Geschenk und fokussieren Sie sich nicht nur kühn auf die Liebe, sondern lassen Sie Ihren Gedanken auch entsprechende Handlungen folgen. Die Online Partnersuche ist, etwas zynisch ausgedrückt, ein schnelllebiges

Geschäft: Wenn Sie sich tagelang Zeit lassen, um einem Mann eine Antwort zu schreiben, dann sind Sie garantiert nicht mehr auf seiner Favoritenliste. Im schlimmsten Fall hat er Ihr Profil gleich gelöscht. Und wenn Sie in Ihren Partnervorschlägen ein tolles Profil eines Mannes entdeckt haben, dann sollten Sie besser sofort aktiv werden, ansonsten die Gefahr besteht, dass er eine andere Frau kennenlernt, die ihm gefällt. Was ich schon an anderer Stelle gesagt habe, gilt auch hier: Zählen Sie besser nicht auf eine zweite Chance.

12
Insidertipp sechs: Die einzelnen Zutaten für ein erfolgreiches erstes Date

„Beifall lässt sich, wie Gegenliebe, wünschen, nicht erzwingen."

Johann Wolfgang von Goethe

12.1 Eine Portion gesunder Erwartungshaltung

Der Erfolg eines ersten Dates hängt nicht notwendigerweise davon ab, wo Sie sich treffen und was Sie gemeinsam unternehmen. Massgeblicher ist eine möglichst unverkrampfte und offene Einstellung, mit der Sie Ihr Date treffen.

Sie wissen bereits, dass Sie nicht wochen- oder monatelang Nachrichten austauschen wollen, bis Sie sich mit einem Mann zu einem ersten Date verabreden. Sie laufen sonst Gefahr, dass Sie viel zu hohe Erwartungen hegen und entsprechend enttäuscht werden. Wenn Sie mit der Erwartungshaltung Ihr Date treffen, dass der Austausch und die Telefonate schlicht genial waren und *er* es so sicher wie das Amen in der Kirche sein muss, dann müssen Sie damit rechnen, dass

- Sie wie ein Klammeräffchen wirken, das ihn garantiert abschreckt;

- er in natura auf Sie leider gar nicht mehr so anziehend wirkt;
- Sie ihn zwar immer noch toll finden, dieser Umstand aber leider nicht auf Gegenseitigkeit beruht.

Ihr Gegenüber spürt Ihre Erwartungshaltung wie eine tonnenschwere Ladung Ziegelsteine. Eine solche Haltung hat nichts mit einem relaxten Kennenlernen zu tun, das Spass macht, sondern schnürt Ihrem Gegenüber die Luft zum Atmen ab. Gehen Sie unverkrampft an Ihr Date, mit der Einstellung, dass er sich zwar als Ihr Traumpartner herausstellen könnte, dass er es aber nicht unbedingt sein muss. Seien Sie neugierig und offen, Ihren Dating Partner näher kennenzulernen, seien Sie interessiert an seiner Person und freuen Sie sich auf ein spannendes Date. Ich habe einmal einen Mann getroffen, der mir die Rolle der Traumfrau bei unserem ersten Date überstülpen wollte. Dabei war er nicht an mir interessiert, sondern nur daran, dass ich in das Bild, das er von seiner Partnerin hatte, passen würde. Das ging soweit, dass er mir vorschwärmte, wie gut ich seiner Meinung nach in Leggings und längerer Bluse aussehen würde - was ich nie anziehe! Das war mit Abstand das gruseligste Erlebnis, das ich beim Online Daten je gemacht habe.

Auch wenn es nur natürlich ist, dass Sie einen wirklich guten Eindruck auf Ihren Dating Partner machen wollen, sollten Sie dennoch immer Sie selbst bleiben. Hören Sie auf, beim Date perfekt oder fehlerlos sein zu wollen. Das heisst natürlich nicht, dass Sie Ihre ältesten und ausgebeultesten, aber ach so bequemen Jogginghosen tragen sollen. Ich lege Ihnen damit lediglich nahe, dass Sie den Mut aufbringen sollten, sich und all das, was Sie sind, zum Date mitzubringen und darauf zu vertrauen, dass der Richtige erkennt, was für ein Glücksfall es ist, dass er gerade Sie getroffen hat. Genau das wird passieren!

Während des Dates erzählen Sie selbstverständlich nicht von Ihrer letzten gescheiterten Beziehung. Sie wollen schliesslich nicht den Eindruck vermitteln, dass Sie über Ihren Exfreund oder Exmann noch gar nicht hinweg sind. Auch Kritik an Ihrem Expartner zu äussern, ist nicht gerade sexy. Sie würden es auch nicht schätzen, wenn er von *seiner Exfrau, der Schlampe* erzählen würde. So etwas gibt einen ganz schalen Nachgeschmack und lässt vermuten, dass da nicht nur eine Menge unbewältigter Ballast vorhanden ist, sondern dass Sie die Nächste sein könnten, über die er in so netten Worten spricht.

Als Leserin dieses Buches werden Sie eine der wenigen Personen sein, die sich mit dem Thema Online Partnersuche näher auseinandergesetzt haben. Seien Sie sich bewusst, dass viele Männer beim Online Daten genau das tun werden, was ich Ihnen ans Herz lege, nicht zu tun. Nehmen Sie beispielsweise meinen Partner Dani: An unserem ersten Telefonat war der Grundton nicht etwa nur leicht, locker und flockig. Nein, er erzählte mir eine ganze Menge von sich und seiner Exfreundin. Allerdings tat er dies mit Respekt und ohne jegliche Schuldzuweisungen, was mir zeigte, dass er ein ehrlicher, offener Mensch ist, der Selbstverantwortung trägt. Genauso würde er mit seiner nächsten Partnerin umgehen, die vielleicht ich sein könnte.

Hören Sie auf Ihre Intuition, die Ihnen den Gesamteindruck über Ihr Date sehr gut wiedergibt. Behalten Sie eine realistische Grundhaltung, wenn es darum geht, wie das erste Date Ihrer Ansicht nach vonstatten gehen müsste, aber blenden Sie keinesfalls rote Flaggen aus. Sie werden es beispielsweise erkennen, ob er aus lauter Nervosität etwas mehr als üblich spricht oder ob er sich einfach gerne selbst reden hört und an Ihnen und Ihren Ansichten nicht sonderlich viel Interesse zeigt.

12.2 Eine Portion Akzeptanz

Wer sollte eigentlich den Ort für das erste Date bestimmen? Sollten Sie einen Vorschlag machen oder dies dem Mann überlassen?

Wenn Sie einen Alpha Mann suchen, dann sollten Sie es ihm überlassen, den Treffpunkt für das erste Date festzulegen. Ausser natürlich, er fragt Sie explizit, ob Sie eine Idee haben.

Meine Grundregel hierzu lautet: Akzeptieren Sie seinen Vorschlag, solange der Ort für das Date für Sie akzeptabel ist.

Ein akzeptabler Ort ist ein für Sie gut erreichbarer öffentlicher Raum, wo es andere Leute hat und wo Sie sich sicher fühlen können. Es ist ein Ort, an dem Sie jederzeit entscheiden können, das Date im Bedarfsfall zu beenden und dennoch problemlos auf eigene Faust nach Hause kommen. Natürlich ist ein akzeptabler Ort für ein erstes Date weder bei ihm noch bei Ihnen zu Hause!

Als clevere Berufsfrau sind Sie es gewohnt, initiativ zu sein und Vorschläge zu machen. Stellen Sie sich vor, dass er als Treffpunkt ein Café in Ihrer Stadt vorschlägt, das Sie kennen und eigentlich ganz gut mögen. Aber Sie haben gerade erst dieses neue Café entdeckt, das mit seiner gemütlichen Einrichtung ideal für ein romantisches erstes Date wäre. Wenn Sie sich einen Alpha Mann angeln wollen, dann verkneifen Sie sich bitte Ihren Gegenvorschlag – auch wenn Sie denken, dass Ihr Café für Ihren Zweck viel geeigneter wäre. Ein Alpha Mann möchte nämlich etwas Gutes für Sie tun. Er möchte Ihnen die Last abnehmen, sich um die Organisation des ersten Dates kümmern zu müssen. Sie sollten ihn nicht mit einem „besseren" Vorschlag vor den Kopf stossen, sondern einfach Danke sagen, annehmen und sich entspannt zurücklehnen. Es geht hier schliesslich um nichts Weltbewegendes. Auch wenn sich das jetzt sexistisch angehört hat, Tatsache ist, dass Männer und Frauen verschieden sind und unterschiedliche Bedürfnisse haben. Diese zu kennen und ihnen Rechnung zu tragen, hilft, eine glückliche Beziehung zu haben. Wenn er Sie allerdings fragt, ob Sie eine Idee für Ihr erstes Date hätten, dann müssen Sie nicht einen auf schüchtern machen, sondern lassen Sie es ihn wissen!

Nebst der Grundregel, dass der Ort für Ihr erstes Date ein öffentlicher Raum sein muss, wo Sie sich sicher fühlen, das Date jederzeit beenden und alleine nach Hause gehen können, gibt es keine festen Regeln, wo das erste Date stattfinden sollte. Wenn Sie unsicher sind, was Sie erwartet, oder einfach auf Nummer Sicher gehen wollen, dann planen Sie ein eher kurzes Date, das ein bis höchstens zwei Stunden dauert. Sie können es auch so handhaben, dass Sie sich für den frühen Abend verabreden mit der schon vorgängig besprochenen Option eines späteren Abendessens, wenn das Date aus beider Sicht gut läuft. Schlägt er Ihnen ein abendfüllendes Programm vor und behagt Ihnen dies nicht für ein erstes Date, dann sagen Sie ihm, dass Sie sich schon sehr darauf freuen, beim zweiten Date mit ihm einen ganzen Abend verbringen zu können. Erklären Sie ihm, dass Sie sich einfach besser fühlen, wenn Sie sich das erste Mal für eine kürzere Verabredung treffen, um sich erst einmal beschnuppern zu können. Wenn er nicht auf Ihre Bedürfnisse eingehen will, dann stehen Ihre Karten schlecht, dass aus Ihnen ein Paar werden kann, das sich im Alltag bewährt. Es lohnt sich, schon ganz zu Beginn einer Bekanntschaft zu Ihren gesunden Bedürfnissen zu stehen, denn seine Reaktion kann Ihnen einen frühen Hinweis darauf geben, ob Sie beide „alltagstauglich" sind oder nicht. Solche Zeichen sollten Sie nicht einfach ausblenden.

Für eher kürzere erste Dates eignet sich beispielsweise:

- ein hübsches Café, je nach Jahreszeit draussen,
- eine Eisdiele,
- eine neue Ausstellung in einer Galerie,
- ein Museumsbesuch,
- ein Spaziergang in einer Stadt,
- ein Spaziergang in einem belebten Park (am Tag!),
- ein Besuch im Zoo,
- ein Besuch auf einem tollen Flohmarkt,
- eine Weinbar,
- ein Rummelplatz am Abend,
- ein Treffen in einer Bar zu einem Drink mit einer anschliessenden Runde Billiard oder Darts,
- ein Treffen zu einer Runde Minigolf,
- Eislaufen.

Wenn ein längeres erstes Date für Sie eher stimmig ist, dann verabreden Sie sich doch einfach zu einem gemütlichen Abendessen in einem hübschen Restaurant. Sie brauchen das Rad schliesslich nicht neu zu erfinden. Der Ort spielt für den Erfolg Ihres Dates wirklich keine so grosse Rolle, wie Sie sich dies vielleicht denken. Deshalb zerbrechen Sie sich nicht allzu sehr den Kopf und halten Sie sich im Zweifel einfach an Bewährtes. Natürlich lässt es sich im Nachhinein spannender erzählen, wenn Sie sich beim ersten Date zum Bungee Jumping verabredet haben. Dennoch ist es gar kein so schlechter Ort für den Beginn Ihrer gemeinsamen Geschichte, wenn Sie sich das erste Mal bei einem gemütlichen Kaffee und einem Eisbecher gegenübersitzen und sich ohne Zeitdruck kennenlernen können.

Um nicht als Heuchlerin zu erscheinen, muss ich Ihnen an diesem Punkt gestehen, dass ich mich mit Dani für unser erstes Date gleich zu einem reichlich abendfüllenden Programm verabredet habe (Spaziergang mit anschliessendem Abendessen). Ich hatte ein sehr gutes Bauchgefühl dabei, das sich zum Glück bestätigt hat. Zwar hätten wir das Date zwischen Spaziergang und Abendessen jederzeit beenden können, aber wir dehnten es stattdessen aus und schauten uns noch ein Feuerwerk in der Umgebung an, bevor wir uns am frühen Morgen voneinander verabschiedeten, um jeder für sich nach Hause zu fahren. Dass wir uns wiedersehen würden, war zu diesem Zeitpunkt für uns beide sonnenklar.

Die meisten Dates finden gemäss Statistik an einem Samstag statt. Vielleicht sind Sie eine Frau, die lieber unter der Woche ein super speditives Powerdate über Mittag hat, anstatt den Samstagnachmittag oder -abend mit einem Date zu verplanen. Für mich war es einfach stressfreier, mich am Freitag nach der Arbeit oder am Samstag mit jemandem zu treffen. Ich wollte nicht nur genügend Zeit für mein Date haben, sondern mir auch die Zeit nehmen, vom Arbeitsmodus ein Stück Abstand zu bekommen und mich auf mein Date einzustellen. Zudem ist es nun einmal so, dass ich mehr Spass habe und in grösserer Flirtlaune bin, wenn ich nicht unter Zeitdruck stehe. Und das bringt nicht nur mir selbst etwas, sondern auch meinem Gegenüber. Sie können ja mal beide Varianten in Echtzeit durchspielen, um herauszufinden, was für Sie stimmig ist.

12.3 Eine Portion Chemie

Der Grund, weshalb ich Ihnen empfehle, sich für eine erstes Date mit einem Mann nicht unbedingt für einen ganzen Abend zu verpflichten, ist schnell erklärt: Wie schon mehrfach erwähnt, müssen Sie meines Erachtens Ihrem Date zuerst von Angesicht zu Angesicht begegnen, bevor Sie wirklich wissen, ob er überhaupt grundsätzlich als Partner für Sie in Frage kommt oder nicht. Es erstaunt mich immer wieder, dass wir dies meist in den ersten Sekunden wissen. Im Mailkontakt und am Telefon fanden Sie ihn vielleicht interessant, lustig, oder gar wundervoll. Aber all das kann nicht voraussagen, ob die Chemie zwischen Ihnen stimmt oder nicht. Das Gesamtpaket, seine Mimik und Haltung, sein Geruch, seine Stimme, wie er Sie ansieht, wie er lächelt und lacht, wie er gestikuliert und so vieles mehr bestimmt schlussendlich, ob er für Sie als Partner in Frage kommt oder nicht. Sie können es weder voraussagen noch am Ergebnis etwas ändern. Und ihm geht es genauso.

Einige Experten werden Sie vor der Chemiefalle warnen. Aber seien wir ehrlich: Die Chemie zwischen zwei Menschen muss einfach stimmen! Ohne Chemie können Sie sich nicht in jemanden verlieben. Und diese Funken können Sie später auch im Beziehungsalltag immer wieder entfachen – wenn aus Verliebtheit Liebe geworden ist. Sie sind schliesslich nicht auf der Suche nach einem Kumpel, sondern nach Ihrem Seelenpartner, der Liebe Ihres Lebens, in den Sie sich mit Haut und Haaren verlieben und mit dem Sie lustvoll Tisch und Bett teilen wollen. Ich jedenfalls möchte diesen spannenden Teil des Kennenlernens und die Schmetterlinge im Bauch, die ich bei Dani immer noch spüre, nicht missen! Falls die Chemie jedoch alles ist, das Sie beide teilen, dann laufen Sie tatsächlich

Gefahr, ein Opfer der Chemiefalle zu werden. Eine Beziehung, die alleine oder vorwiegend auf einer unglaublich stimmigen Chemie beruht, wird den Test der Zeit vermutlich nicht bestehen. Für eine langfristig glückliche Beziehung braucht es mehr als eine gegenseitig gute Chemie. Auf einer Skala von eins bis zehn (von null bis fantastisch) brauchen Sie nicht unbedingt eine Chemie der Stufe neun oder zehn. Versuchen Sie doch mal ein zweites Date mit einem Mann, bei dem Sie nach dem ersten Date eine Chemie von sechs, sieben oder acht verspüren – sofern Sie beim ersten Date Spass hatten! Sie können auch eine legendär glückliche Liebesbeziehung aufbauen, wenn Sie die Chemie zwischen Ihnen als eine Sechs oder Sieben einstufen. Ob Sie beide auf Dauer ein glückliches Paar werden können, wird ohnehin erst die Zeit zeigen. Wenn Sie allerdings keinerlei oder nur einen lauwarmen Hauch von Chemie verspüren, dann vergessen Sie ein zweites Date. Vertrauen Sie diesbezüglich Ihrem Bauchgefühl, auch wenn Ihr Gegenüber ansonsten schlicht grossartig ist. Das mag er zweifellos sein. Aber er ist dennoch nicht der Richtige für Sie.

Achten Sie während des Dates darauf, wie Sie sich in seiner Gegenwart fühlen:

- Fühlen Sie sich mit ihm sicher, aufgehoben und von ihm wertgeschätzt?
- Stellt er Ihnen Fragen und interessiert er sich für Ihre Antworten?
- Gibt er Ihnen Raum, sich auszudrücken? Geht er auf Sie ein?
- Können Sie in seiner Gegenwart ganz Sie selbst sein?
- Ist er Ihnen sympathisch?

- Ist er zugänglich oder schliesst er Sie aus?
- Ist er ein „mein Glas ist halbvoll“ oder „mein Glas ist halbleer“ Typ?
- Spüren Sie eine gegenseitige Chemie, die auf einer Skala von eins bis zehn eine Sechs oder höher ist?
- Sind während des Dates irgendwelche roten Flaggen aufgetaucht, die Sie aufhorchen lassen?
- Hatten Sie bei Ihrem Date Spass?

-- Traumfrau Tipp:
Lassen Sie sich weder von Worten, vergangenen Taten, noch vom Aussehen eines Mannes beeindrucken. Lassen Sie sich einzig davon beeindrucken, wie gut er Sie behandelt und wie sehr er Ihnen Raum gibt, ganz Sie selbst zu sein. Vergessen Sie nicht: Sie sind der Preis, den es zu gewinnen gibt!

12.4 Eine Portion Ehrlichkeit

Seien Sie in Bezug auf Ihre Gefühle ehrlich. Versuchen Sie insbesondere nicht, sie mit dem Verstand wegzudiskutieren, sei dies in einem inneren Dialog oder später, wenn Sie mit Ihrer Freundin telefonieren, um ihr vom Date zu berichten. Wenn Sie sich nicht wohl fühlen mit Ihrem Date, er aber einfach umwerfend charmant ist und tausend weitere gute Gründe für ihn zu sprechen scheinen, dann verzichten Sie dennoch darauf, ihn wiederzusehen. Ist für Sie am Ende des Dates klar, dass Sie ihn nicht wiedersehen möchten, dann sagen Sie es ihm auf nette Art und Weise. Sie brauchen nicht die Keule auszupacken und ihm zu sagen, dass sein leichter Silberblick Sie zum Wahnsinn treibt. Genau diese Eigenheit könnte nämlich die nächste Frau geradezu zum Schmelzen bringen. Nett zu sein, kostet schliesslich nichts. Wenn er wissen möchte, weshalb Sie ihn nicht nochmals treffen wollen, dann sagen Sie ihm einfach, dass er ein sympathischer Mann ist, dass es für Sie vom Bauchgefühl her einfach nicht so richtig passt, und dass Sie ihm von Herzen alles Gute wünschen. Und dann verabschieden Sie sich und lassen sich bitte auf keine Diskussionen ein. Sie schulden ihm nichts, weder eine weitere Erklärung, noch ein zweites Date.

Manchmal ist es gar nicht so einfach, jemanden zu enttäuschen. Insbesondere wenn Sie spüren, dass Ihr Gegenüber mit Begeisterung an Ihren Lippen hängt und wegen Ihnen schon Schmetterlinge im Bauch hat. Wenn Sie es nicht schaffen, ihm am Ende des Dates persönlich zu sagen, dass es für Sie kein Wiedersehen gibt, dann teilen Sie es ihm unverzüglich mit, sobald Sie zu Hause sind. Und wenn schon, dann schreiben Sie ihm eine E-Mail und keine SMS. Das ist natürlich die weniger mutige und weniger ehrliche Fassung der Geschichte. Aber manchmal muss auch das ok sein, solange Sie ihm auf respektvolle, nette Art und Weise mitteilen, dass Ihnen auf dem Nachhauseweg klar geworden ist, dass es für Sie nicht ganz stimmt. Verabschieden Sie sich von ihm und löschen Sie sein Profil auf der Online Plattform.

Mit einem meiner Dates hatte ich mich zum Glück nur für einen Drink verabredet. Dieses Date verlief aus meiner Sicht katastrophal – und er schien nichts davon zu bemerken, dass er die ganze Zeit nur über Gott und die Welt herzog. Er sprach bereits von unserem zweiten Date, von dem ich wusste, dass es in diesem Leben nicht mehr stattfinden würde. Da ich mich mit diesem Mann auf keine weiteren Diskussionen mehr einlassen wollte, wählte auch ich den einfachen Ausweg, nett zu nicken und mich schnell zu verabschieden. Zu Hause angekommen, schrieb ich ihm eine E-Mail und löschte sein Profil. Zugegeben, das ist nicht die idealste Art und Weise, jemandem mitzuteilen, dass man ihn nicht mehr treffen möchte, aber es war für mich in dieser Situation die bessere Variante, als in der vollen Bar eine Diskussion mit ihm führen zu müssen, weshalb ich ihn nicht wiedersehen wollte. Ich bin nun einmal nicht perfekt. Und das müssen auch Sie nicht sein. Solange Sie Ihr Bestes geben, ist das gut genug. Vielleicht schaffen Sie es ja das nächste Mal, einem Mann von Angesicht zu Angesicht und in freundlichen, aber bestimmten Worten beizubringen, dass Sie kein zweites Date möchten.

Was passiert, wenn Sie nicht genau wissen, ob Sie mit jemandem ein zweites Date möchten? War der Abend vielleicht ganz nett, hat Sie aber auch nicht gerade vom Hocker gerissen? Falls Ihr Date grundsätzlich gut verlaufen ist, Sie Spass hatten, keine roten Flaggen aufgetaucht sind und Sie eine gemeinsame Chemie zwischen sich spüren, die etwas mehr als nur ein laues Lüftchen ist, dann verabreden Sie sich für ein zweites Date. Sie geben sich so die Chance herauszufinden, ob Ihre Persönlichkeiten sowie Ihre Wünsche und Bedürfnisse genügend kompatibel sind, um langfristig ein glückliches Paar werden zu können.

Natürlich kann Ihnen auch das Umgekehrte passieren: Sie hatten eine tolle Zeit und möchten einen Mann unbedingt wiedersehen. Nur leider sagt er Ihnen, dass er kein zweites Date mit Ihnen möchte. Ein Nein sollten Sie sportlich und nicht persönlich nehmen. Auch Ihnen gefallen schliesslich nicht alle Männer. Ich verstehe es sehr gut, wenn ein Nein Sie einen Moment lang traurig macht oder ein bisschen an Ihrem Selbstwert nagt, weil

Sie sich zurückgewiesen fühlen: Nein zu sagen und ein Nein akzeptieren zu können, ohne dass eine Welt zusammenbricht, gehört nicht nur zur Online Partnersuche, sondern zu unserem Menschsein. Die einfache Wahrheit ist, dass er es dieses Mal nicht war und dass Ihr Traumpartner weiterhin vorfreudig dort draussen auf Sie wartet. Sie werden ihn treffen! Und wenn Sie denken, dass Sie niemanden mehr treffen werden, der so genial ist wie der Mann, der kein zweites Date mit Ihnen wollte, dann täuschen Sie sich ganz gewaltig! Zucken Sie mit den Schultern, denken Sie sich ein *sein Verlust*, wenn Ihnen das hilft, und gehen Sie mit dem Wissen nach Hause, dass Sie nun bereits ein Date weniger von Ihrem Liebsten entfernt sind!

Die Studie einer Online Partnervermittlung hat übrigens gezeigt, dass Mann und Frau durchschnittlich dreizehn Personen daten müssen, bevor Sie ihren Traumpartner finden. Lassen Sie sich also nicht zu schnell entmutigen und machen Sie weiter.

12.5 Häufig gestellte Fragen

12.5.1 Wer bezahlt beim ersten Date?

Wenn Ihr Dating Partner das Bedürfnis hat, Sie nach einem gelungenen Date einzuladen, dann akzeptieren Sie seine zuvorkommende Geste. Wenn Sie es unemanzipiert finden, sich einladen zu lassen, dann können Sie immer noch vorschlagen, ihn dafür das nächste Mal einzuladen. Wenn das Date allerdings nicht besonders gut verlaufen und für Sie klar geworden ist, dass Sie kein zweites Date mit diesem Mann möchten, dann sagen Sie ihm dies und zahlen Sie ruhig für sich selbst. Sollte Ihr Gegenüber trotz dieser Vorzeichen darauf bestehen, die ganze Rechnung zu übernehmen, dann akzeptieren Sie die nette Geste und bedanken sich. Es macht keinen Sinn, sich deswegen auf Diskussionen einlassen. Denn auch wenn er Sie einlädt, verpflichtet Sie das nicht zu einem zweiten Date. Auf der anderen Seite dürfen Sie nicht erwarten, dass jeder Mann Sie beim ersten Date einlädt, insbesondere wenn Sie sich gleich zum Abendessen verabredet haben. Umfragen auf Singleportalen zeigen, dass etwas über vierzig Prozent der Männer ihre Verabredung beim ersten Date einladen möchten. Manche handhaben es clever und teilen Ihnen schon bei der Verabredung des ersten gemeinsamen Dates mit, dass Sie eingeladen sind. Perfekt!

Wenn ein Mann Sie nicht einlädt, dann hat er nicht immer seine Manieren vergessen. Vielleicht hat er die Erfahrung gemacht, dass sich Frauen gar nicht unbedingt so gerne einladen lassen, und unterlässt es deshalb, unverzüglich nach der Rechnung zu greifen, weil er keine Lust auf die ständig gleichen Dialoge hat. Hatte er schon mehrere Dates in der gleichen Woche, dann kann es auch eine Budgetfrage sein, ob er sein Gegenüber jeweils einladen kann oder nicht. Wenn Sie sich lediglich zum Kaffee verabredet haben und das Date gut gelaufen ist, dürfen Sie auf der anderen Seite schon erwarten, dass er sich als Gentleman zeigt und Sie einlädt. Seien Sie in Ihren Vorstellungen einfach nicht zu fixiert darauf, ob er Sie Ihrer Meinung nach einladen sollte oder nicht. Wenn er nur seinen Anteil bezahlt und Sie ansonsten ein stimmiges Date hatten und sich gegenseitig sympathisch sind, dann sollten Sie dennoch einem zweiten Date zustimmen. Ob er einfach ein Knauser ist, der Sie grundsätzlich nie einlädt, werden Sie sehr schnell herausfinden. Dann können Sie immer noch die Notbremse ziehen und sich definitiv von ihm verabschieden. Wenn er Sie hingegen auf der ganzen Rechnung sitzen lässt, würde ich ihm keine zweite Chance geben.

12.5.2 Soll ich ihn nach einem tollen ersten Date anrufen?

Nein! Rufen Sie ihn auf keinen Fall nach dem ersten Date an!

Egal, wie toll das Date war. Wenn er daran interessiert ist, Sie wieder zu sehen, wird er Sie garantiert kontaktieren. Tatsache ist, dass er alles tun wird, was nötig ist, um Sie zu einem erneuten Date mit ihm zu überzeugen. Wenn er sich hingegen nicht bei Ihnen meldet, dann hat er schlicht kein Interesse, Sie wieder zu sehen. Punkt!

Glauben Sie mir, ich kenne das Kopfkino, wenn er sich nach dem Date nicht bei Ihnen meldet – egal, ob er dies versprochen hat oder nicht. Zunächst denken Sie, dass er zu viel zu tun hat, um sich bei Ihnen zu melden. Dann fangen Sie an, sich zu ärgern, weil er sich auch nach einem Tag nicht gemeldet hat. Und dann machen Sie sich Sorgen, dass vielleicht etwas passiert sein könnte. Die Chancen sind klein, dass er einen Unfall erlitten und momentan das Gedächtnis verloren hat. Hören Sie auf damit, sich all die Dinge vorzustellen, die ihn davon abhalten, Sie zu kontaktieren. Wenn er Sie nach dem Date nicht in den ersten drei Tagen erneut kontaktiert, dann schreiben Sie ihn ab und gehen Sie weiter zum nächsten Partnervorschlag.

Die Liebe Ihres Lebens lässt Sie nach dem ersten Date keine fünf Tage schmoren, bis er sich wieder bei Ihnen meldet! Ihr Liebster wird Ihnen am Ende des ersten Dates versprechen, sich bei Ihnen zu melden. Und er wird sein Wort halten und sich am nächsten oder übernächsten Tag bei Ihnen melden – egal, ob die Hölle kurzfristig zugefroren ist oder nicht. Eine Minute für eine E-Mail oder Textnachricht hat jeder zur Verfügung! Es nützt nichts, wenn Sie ihm eine Nachricht senden, dass er doch versprochen hat, sich nach dem Date zu melden, und dass Sie sich Sorgen machen, es könnte ihm etwas passiert sein. Es nützt auch nichts, wenn Sie ihm schreiben, dass er ein gedankenloser Schuft ist, weil er sich nicht gemeldet hat. Und es nützt ebenfalls nichts, wenn Sie sich zurückhalten und ihm lediglich schreiben, dass Sie das Date total genossen haben und hoffen, ihn wiederzusehen.

Wenn Sie sich zuerst bei ihm melden, dann haben Sie vergessen, dass *Sie* der Preis sind, den er gewinnen kann. Indem Sie nach dem ersten Date bei ihm anklopfen, senken Sie Ihren Marktwert in seinen Augen drastisch. Tun Sie sich das bitte nicht an. Denn Fakt bleibt, dass er sich eher früher als später bei Ihnen melden wird, wenn er an Ihnen interessiert ist. Ihr Job ist es, nach dem ersten Date abzuwarten und die Sicherheit zu geniessen, dass der Richtige alles dafür tun wird, Sie wiederzusehen.

-- Traumfrau Tipp:

Wenn er sich bei Ihnen nach dem ersten Date gemeldet hat, dann spielen Sie bitte keine dieser dummen Spielchen: Warten Sie nicht drei Tage, bis Sie seine Anfrage, ob er Sie wiedersehen oder bald mit Ihnen telefonieren kann, beantworten. Mein Tipp, ihn nach dem ersten Date nicht zuerst zu kontaktieren, zeigt ihm Ihren Wert als Sechser im Lotto, den es zu gewinnen gibt, und verschafft Ihnen Klarheit darüber, ob er genügend Interesse an einem Wiedersehen zeigt oder nicht. Es geht nicht darum, dass Sie ihn, wenn er sich gemeldet hat, zappeln lassen und sich auf diese Weise interessant machen. Männer hassen solche blöden Spielchen und Sie selbst würden es auch nicht schätzen, wenn er mit Ihnen so unreife Spielchen spielen würde.

12.5.3 Ist „Aber ich liebe ihn doch!“ ein Grund zum Bleiben?

Was sollen Sie tun, wenn Sie sich bereits in ihn verliebt haben, er Sie jedoch während der Kennenlernphase (oder später) nicht so behandelt, wie Sie sich dies wünschen?

Wenn er Sie zwar gut behandelt, jedoch einfach nicht genau zu wissen scheint, was Ihre Bedürfnisse sind oder wie er Ihnen eine Freude machen kann, dann sagen und zeigen Sie ihm, was Sie brauchen. Dies tun Sie bitte auf transparente, klare Weise (also nicht A sagen, aber eigentlich B meinen). Der Mann an Ihrer Seite hat andere Wünsche und Bedürfnisse als Sie und ist auch kein Gedankenleser, was Sie anbelangt. Verstehen Sie mich richtig: Ich propagiere keinesfalls, dass ein Mann nach Ihrer Pfeife tanzen und Ihnen jeden Wunsch von den Augen ablesen sollte. Umgekehrt übrigens auch nicht! Er ist nämlich nicht für Ihr Glück verantwortlich. Das sind Sie selbst. Es geht darum, dass Sie hier die Chance haben, Ihre gegenseitigen Wünsche und Bedürfnisse in einer Beziehung offen auf den Tisch zu legen; all die Dinge, die für Sie absolut notwendig, und die Dinge, die für Sie verhandelbar sind. Dadurch, dass Sie Ihre Wünsche und Bedürfnisse Ihrem Partner gegenüber transparent machen, werden Sie nicht nur sehen, wie kompatibel Sie im Alltag sind, sondern Sie werden auch erkennen, wie gut die Kommunikation zwischen Ihnen funktioniert. Ihr Partner und Sie werden nie die genau gleichen Bedürfnisse haben und auch nicht alle Wünsche des Partners erfüllen können oder wollen - egal, wie gut Sie zusammenpassen. Das ist auch nicht ausschlaggebend für eine langfristig glückliche Beziehung, denn eine Beziehung lebt nicht zuletzt von Unterschieden, die sie erst lebendig macht und Wachstum zulässt. Viel wichtiger als gleiche Bedürfnisse oder Ansichten ist Ihre Fähigkeit, mit diesen Unterschieden konstruktiv umzugehen. Wie viele Unterschiede Ihre Beziehung verträgt und wie viele Gemeinsamkeiten sie braucht, das hängt schlussendlich ganz von Ihnen und Ihrem Partner ab. Seien Sie mutig und riskieren Sie schon bald in Ihrer Beziehung, über diese Dinge zu sprechen. Sie wollen eher früher als später herausfinden, ob Sie als Paar im Alltag Bestand haben, oder ob sich jede Differenz zu einem riesigen Drama auswächst.

Wenn Ihr Partner Sie hingegen schlecht oder geringschätzig behandelt, dann sollten Sie ihn subito in die Wüste schicken! Ihn zu lieben ist kein guter Grund dafür, bei ihm zu bleiben. Und zu hoffen, dass er sich noch ändern wird, ist in aller Regel ein schmerzhafter Irrglaube. Da draussen gibt es andere Männer, die mit Ihnen zusammen eine wunderbare Liebesbeziehung aufbauen wollen. Sie haben ein grosses Herz, das Sie auch einem anderen Mann verschenken können, jemandem, der willig und fähig ist, Sie mit Liebe und Respekt zu behandeln. Ihr Traummann wird genau dies tun, weil es die natürlichste Sache der Welt für ihn ist! Der Entscheid liegt einzig bei Ihnen...

12.5.4 Was soll ich tun, wenn er diese nervige Angewohnheit hat?

Er wäre Ihr Traummann. Absolut und uneingeschränkt. Nun ja, wenn da nicht diese lästige Angewohnheit von ihm wäre, dass

- er ab und zu raucht, was Sie gar nicht haben können,
- er gern laute Musik hört, die Sie total ablenkt,
- er regelmäsig sein gebrauchtes Handtuch auf den Boden wirft,
- er sich auch mal erlaubt, laut zu rülpsen und das sogar noch lustig findet, oder...

Wenn der Mann, den Sie daten, eine Angewohnheit hat, die Sie stört, dann haben Sie genau zwei Möglichkeiten:

Sie akzeptieren ihn so, wie er ist.
Oder Sie beenden Ihre Beziehung.

Sie haben natürlich noch eine weitere Möglichkeit: Sie können nörgeln und versuchen, ihn dadurch zu verändern. In der Kennenlernphase wird das wahrscheinlich dazu führen, dass er sich berechtigterweise schleunigst jemanden sucht, der ihn so nimmt, wie er ist.

Tun Sie sich und ihm den Gefallen und versuchen Sie nicht, ihn zu verändern. Das würden Sie umgekehrt auch nicht schätzen. Es ist Ihre Entscheidung, ob Sie Ihre Einstellung zu dem, was Sie an ihm stört, ändern wollen, weil diese ach so lästige Angewohnheit vielleicht ganze zehn Sekunden Ihres gemeinsamen Tages betrifft und aus einem anderen Blickwinkel betrachtet einfach eine weitere Facette von ihm ist. Jemanden so zu akzeptieren und zu lieben, wie er ist, ist ein Schlüsselfaktor für eine langfristig glückliche Beziehung und hat mit bedingungsloser Wertschätzung und Liebe zu tun, die wir alle in einer Liebesbeziehung suchen. Überlegen Sie sich also gut, zu welchen Facetten eines Mannes Sie ein uneingeschränktes Ja sagen können, auch wenn Sie selbst anders ticken.

12.5.5 Weshalb bin ich als so guter Fang noch single?

Sie sind eine erfolgreiche, clevere Berufsfrau. Sie sind attraktiv. Sie sind freundlich. Sie lieben Ihr Leben. Es macht Spass, mit Ihnen zusammen zu sein. Mit diesen Vorzügen sollte es doch einfach für Sie sein, einen Mann mit ebensolchen Qualitäten zu finden! Woran liegt es dann, dass Sie immer noch single sind?

Wahrscheinlich gehen Sie von der falschen Vorstellung aus, dass Männer in Ihnen die gleichen Qualitäten schätzen, welche Sie in Männern bewundern. Viele clevere Berufsfrauen sind es gewohnt, sich über ihren Erfolg im Beruf zu definieren. Worte wie *erfolgreich, durchsetzungsfähig, ehrgeizig* oder *zielgerichtet* zählen dort viel. Bei einem Mann unterstreichen diese Worte seine männlichen Qualitäten, was ihn in den Augen von Frauen, die einen Alpha Mann suchen, äusserst attraktiv macht.

Im Beruf haben gerade diese Fähigkeiten Sie wahrscheinlich weit gebracht. Im Privatleben ist es jedoch so, dass diese Qualitäten für die meisten Männer mit Klasse nicht der ausschlaggebende Gesichtspunkt für die Wahl ihrer Partnerin sind. Ihr Erfolg, Ihr Fokus auf Ihre Ziele etc. sind alles grossartige Vorzüge, mit denen Sie Ihren Liebes- und Lebenspartner in wunderbarster Weise beglücken werden. Aber es sind schlussendlich nicht die Qualitäten, die einen Mann dazu veranlassen, sich für Sie und keine andere Frau zu entscheiden. Männer suchen bei Frauen, mit denen sie eine romantische Beziehung eingehen möchten, in der Regel andere Qualitäten als diejenigen, die sie von sich selbst oder von ihren *erfolgreichen, durchsetzungsfähigen, ehrgeizigen* oder *zielgerichteten* Kollegen kennen:

Ein Mann wählt eine Partnerin aus, die es ihm erlaubt, sich gut zu fühlen. Ein Mann wird sich für Sie entscheiden, wenn Sie ihm das Gefühl geben, geliebt und wertgeschätzt zu sein. Wenn Sie ihm das Gefühl geben, dass er der Richtige für Sie ist. Wenn Sie ihm das Gefühl geben, sexy und Ihr Held zu sein. Wenn Sie ihm das Gefühl geben, dass Sie ihm vertrauen.

Seien Sie darüber hinaus alles, was Sie sonst noch sind. Seien Sie Ihr einzigartiges, fantastisches, lebendiges Selbst, und er wird Sie als seine Traumfrau und Liebe seines Lebens erkennen.

13
Insidertipp sieben: So finden Sie heraus, ob er „Der Richtige“ ist

„Ich brauche viele Küsse! –
Sie sind doch die einzige Erinnerung
an die Sprache des Paradieses.“

Audrey Hepburn

Ich habe bereits von der Chemiefalle gesprochen. Der Mann, bei dem Sie das grösste Bauchkribbeln verspüren, muss nicht notwendigerweise der Richtige für Sie sein. Wer der Richtige ist, zeigt sich über einen gewissen Zeitraum und nicht unbedingt schon beim ersten Date. Rückblickend werden Sie sicher sagen, dass Sie bereits beim ersten Date wussten, dass *er* es möglicherweise sein könnte. Aber wirklich sicher sein können Sie erst nach einer gewissen Zeit. Nutzen Sie Ihre Intention wie einen Kompass, der Ihnen täglich zeigt, wohin Sie gehen, was Sie erleben, wer Sie sein und wie Sie sich als glückliche Frau in Ihrer Liebesbeziehung mit Ihrem Mann fühlen wollen. Wenn Sie dies regelmässig tun, werden Sie eine innere Sicherheit und ein inneres Wissen aufbauen, die Ihnen helfen, Ihren Liebsten zu erkennen. Es gibt ein paar unverkennbare Anzeichen, an denen Sie teilweise schon sehr früh im Datingprozess erkennen können, ob er überhaupt als der Richtige in Frage kommt.

Ob Sie in weitere Dates mit ihm investieren sollten. Ob Sie anfangen sollten, ihn nach einer gewissen Zeit exklusiv zu daten. Ob Sie anfangen, tiefere Gefühle in ihn zu investieren. Bevor Sie sich allzu schnell auf einen Mann konzentrieren und alle Karten auf ihn setzen, stellen Sie sich bitte die folgenden Fragen Ihrer

Zwölfpunkte Checkliste:

- Ruft er Sie, mit verständlichen Ausnahmen, täglich an (oder textet er Ihnen nur)?
- Wenn er Ihnen etwas verspricht, hält er dann sein Wort?
- Schafft er Raum in seiner Agenda, um Sie regelmässig ein- bis zweimal pro Woche zu sehen?
- Hat er auch am Wochenende Zeit für Sie (oder vertröstet er Sie ständig auf Zeiten unter der Woche)?
- Stellt er Sie seinen Freunden und seiner Familie vor (oder sind Sie ein gut gehütetes Geheimnis)?
- Zeigt er Ihnen gegenüber Verbindlichkeit und sagt Ihnen, dass er Ihr Freund im Sinne von Partner ist und er nebst Ihnen keine anderen Frauen mehr datet? Stellt er Sie seinen Freunden und seiner Familie als Freundin im Sinne von Partnerin vor?
- Handelt er entsprechend und löscht sein Profil, nachdem er Ihnen gesagt hat, dass er Ihr Freund ist und er keine weiteren Frauen neben Ihnen datet?
- Haben Sie immer wieder Spass, wenn Sie zusammen sind?
- Ist Ihre gemeinsame Zeit von einer stimmigen Leichtigkeit geprägt (oder haben Sie ermüdende Diskussionen über die immer gleichen Themen)?

- Können Sie beide auf konstruktive Art und Weise mit Ihren unterschiedlichen Bedürfnissen und Ansichten umgehen (oder endet Ihre Kommunikation regelmässig in einer lautstarken Auseinandersetzung oder damit, dass Sie des Friedens Willen nachgeben)?
- Behandelt er Sie liebevoll und mit Respekt, auch wenn es mal nicht so rund läuft?
- Können Sie mit ihm ganz die Person sein, die Sie wirklich sind, mit allen Ecken, Kanten und „Fehlern"?

Den richtigen Partner zu finden, ist ein wunderbares Geschenk. Wenn es allerdings von Anfang an holpert und knorzt, sind Enttäuschung und Herzschmerz vorprogrammiert. Deshalb ist genau jetzt, und nicht erst in sechs Monaten oder drei Jahren, der richtige Zeitpunkt, dass Sie sich diese Fragen offen und ehrlich stellen. Wenn Sie einen Mann kennengelernt haben, zu dem Sie auch nach ehrlicher Beantwortung dieser Fragen noch ein uneingeschränktes und glückliches Ja sagen können, dann geniessen Sie das weitere Kennenlernen, denn Sie haben allerbeste Chancen, in diesem Mann Ihre grosse Liebe für eine langfristig glückliche Partnerschaft gefunden zu haben. Ich freue mich sehr für Sie und wünsche Ihnen eine fantastische gemeinsame Reise in Ihre legendäre Liebesbeziehung!

14
Bonus:
Die drei heissesten Dinge, die mit „S" beginnen

„Als ich mich wirklich selbst zu lieben begann,
habe ich mich von allem befreit,
was nicht gesund für mich war,
von Speisen, Menschen, Dingen,
Situationen und von allem,
das mich immer wieder hinunterzog,
weg von mir selbst.
Anfangs nannte ich das 'gesunden Egoismus',
aber heute weiss ich, das ist 'Selbstliebe'."

Charlie Chaplin

14.1 „S" wie Selbstliebe

14.1.1 Die Macht der Selbstliebe

Wie Sie wissen, begann meine Suche nach dem grossen Glück vor langer Zeit. Als ich das erste Mal über dieses Buch nachdachte, fühlte ich mich etwas überwältigt, weil da so viele verschiedene Teile sind, die mich schlussendlich zu der Liebe geführt haben, die ich heute mit meinem Partner Dani lebe. Ich habe in all den Jahren vieles ausprobiert und das meiste davon wieder verworfen. Meine Lernkurve in Sachen Liebe verlief nicht etwa linear nach oben, sondern eher in Kurven und manchmal sogar in scheinbaren Endlosschlaufen, bis ich endlich wieder ein Stück mehr Klarheit gewonnen hatte. Sie werden dies wahrscheinlich alles aus Ihrem eigenen Leben kennen. Ein zentral wichtiges Puzzleteilchen auf meiner Reise konnte ich allerdings sehr leicht identifizieren, weil ich mich mit diesem Teil schon seit Jahrzehnten abgemüht hatte: Mich selbst wertzuschätzen und zu lieben, genauso wie ich bin.

Selbstliebe ist für mich das tiefe Wissen, dass Sie genau an dem Punkt, an dem Sie in Ihrem Leben heute stehen, ein geliebtes und reich gesegnetes Wesen sind, das die Freiheit hat, nach den Sternen zu greifen, wenn Sie dies möchten. Um diese geliebte Frau zu sein, müssen Sie weder etwas Bestimmtes getan noch erreicht haben. Das, was Sie jetzt sind, und der Ort, wo Sie sich heute befinden, stösst auf unerschütterliche universelle Zustimmung. Selbstliebe entspringt dieser unerschütterlichen universellen Zustimmung, dieser endlosen Quelle, aus der wir alle stammen, die uns verbindet und Teil von uns ist, der reinsten und mächtigsten Energie im Universum:

Bedingungslose Liebe oder bedingungslose Wertschätzung.

Meine eigene Reise zur Erfüllung meines Lebenstraums hat sehr viel mit Selbstliebe, oder besser gesagt einem Mangel an Selbstliebe zu tun. Wenn ich auf die vergangenen fünfundzwanzig Jahre zurückschaue, erkenne ich, dass mein Glücksempfinden in dem Masse gewachsen ist, als ich es gelernt habe, mich selbst als liebenswert anzuerkennen und wertzuschätzen. Nicht nur mein Glücksempfinden, sondern auch meine Gesundheit hat sich als direktes Resultat meiner gesteigerten Selbstliebe auf dramatische Weise verbessert.

Ich stamme aus einer Familie, in der Selbstliebe weder gelehrt noch genährt wurde. Meine Eltern hatten zu Lebzeiten nicht gelernt, ihren eigenen Wert in vollem Masse zu erkennen und sich entsprechend zu schätzen. Sie suchten buchstäblich an all den falschen Orten nach der Liebe – nur nicht in sich selbst. Ich erinnere mich, dass ich von meiner Mutter mehrmals gescholten wurde, weil ich mich für ein Kompliment bedankt hatte, welches mir jemand für so etwas Harmloses wie einen neuen Haarschnitt oder ein hübsches T-Shirt gemacht hatte. Meine Mutter war der festen Überzeugung, dass es unangebracht, ja unanständig sei, sich für etwas zu bedanken, für das man nicht hart gearbeitet hat. Sie lehrte mich, ein Kompliment herunterzuspielen, es quasi abperlen zu lassen und das Lob an den Friseur weiterzugeben oder an den Laden, in dem wir das T-Shirt gekauft hatten.

Heute weiss ich, dass mich beide Eltern geliebt und das Allerbeste gegeben haben, um meiner Schwester und mir eine behütete Kindheit zu geben. Meine Eltern waren selbst komplett überfordert mit ihrer vergifteten „Ich liebe und ich hasse Dich!"-Beziehung. Sie wussten nicht, wie sie damit umgehen sollten, dass meine Mutter Alkoholikerin war. Und sie wussten nicht, wie sie damit umgehen sollten, dass mein Vater schon vor fünfzig einen Schlaganfall hatte und fortan nicht mehr sprechen konnte. Natürlich hatte auch ich als Kind und junge Erwachsene keine Ahnung, wie ich mit all dem umgehen sollte. In dieser scheinbar lieblosen Umgebung, in der ich mit völlig überforderten und nicht gerade glücklichen Eltern aufwuchs, formte sich in mir schon sehr früh die Überzeugung, dass ich nicht geliebt werde, dass ich nicht liebenswert bin und es wohl gar nicht verdiene, geliebt zu werden. Wegen des unberechenbar sprunghaften Verhaltens meiner Mutter, wenn sie Alkohol getrunken hatte, lernte ich, ihre Stimmungen zu lesen, so dass ich wusste, wann es Zeit war zu versuchen, sie zufrieden zu stellen, oder wann es einfach nur Zeit war, mich unsichtbar zu machen. Ich schützte mich, indem ich begann, mich nach aussen hin zu fokussieren. Mein Wert und mein Glück hingen jeweils von den Stimmungen anderer und nicht von mir selbst ab. Sie hingen davon ab, wie viel Liebe und Anerkennung ich von meinen Eltern und später von anderen Personen bekam. Es dauerte Jahre, bis ich gelernt hatte, mich selbst zu lieben, meinen Blick nach innen zu richten und mir selbst und meinen gesunden Bedürfnissen die Priorität einzuräumen, die ich verdiene. Schritt für Schritt lernte ich, dass mein Glück nicht von jemand anderem, sondern nur von mir selbst abhängt. Ich lernte, dass Liebe etwas ist, auf das ich einfach deswegen ein Anrecht habe, weil ich existiere, und nicht weil ich nett, angepasst oder eine gute Mitarbeiterin bin. Ich lernte, dass Liebe etwas ist, das ich mir zuallererst selbst geben muss, und dass niemand anders als ich meinen leeren Tank mit Liebe auffüllen kann.

Als ich zwanzig Jahre alt war, hatte ich noch nicht gelernt, mich selbst zu lieben. Ich bekam Psoriasisarthritis, eine entzündliche rheumatische Krankheit, welche nicht nur oft die Haut befällt, sondern auch schmerzhafte Entzündungen in den Gelenken hervorruft. In meiner Universitätszeit gab es Tage, in denen ich vor Schmerzen nur rückwärts die Treppen hinuntergehen konnte, weil meine Knie derart entzündet waren. Psoriasisarthritis ist eine Autoimmunkrankheit. Das heisst, dass das Immunsystem verrückt spielt und den eigenen Körper angreift, was dann diese Entzündungen verursacht. Der Körper greift sich selbst an… Ich glaube Sie sehen, wie das Thema Selbstliebe bzw. mangelnde Selbstliebe hineinspielt. Auch wenn Rheumatologen sagen, dass Psoriasisarthritis unheilbar ist, hat sich meine Gesundheit auf fast schon unglaubliche Weise verbessert, nachdem ich meine

Mission begonnen hatte, mich selbst bedingungslos zu lieben. Heute habe ich ganz selten eine Entzündung in meinen Gelenken und meine Haut ist frei von Schuppenflechte, was eine riesige Erleichterung ist. Ich erinnere mich noch gut an diese Tage, in denen meine Hände komplett von Schuppenflechte bedeckt waren. Als ob das nicht schon genug gewesen wäre, musste ich mich auch noch damit auseinandersetzen, dass es Leute gab, die mir aus Angst vor einer Ansteckung nicht die Hand geben wollten – auch wenn ich ihnen erklärte, dass Schuppenflechte nicht ansteckend ist. Es ist mir sogar einmal passiert, dass eine Kassiererin in einem Geschäft kein Geld von mir annehmen wollte, weil ich es natürlich aus meiner Geldbörse genommen und berührt hatte.

Wenn ich heute den Anfang einer Entzündung spüre oder sich ein klitzekleiner Fleck Schuppenflechte zeigt, dann nehme ich mir die Zeit, nach innen zu schauen, zu horchen, zu fühlen und mich zu fragen, ob ich mir wirklich die Liebe und Wertschätzung gebe, die ich verdiene. Ich frage mich, ob ich mir alles gegeben habe, um glücklich zu sein. Ich frage mich, ob ich genügend Sorge zu mir trage. Ich frage mich, ob ich mir selbst genügend Priorität einräume. Und ich frage mich auch, was das Liebenswerteste ist, das ich mir in diesem Moment geben kann. Das kann zum Beispiel heissen, dass ich darauf achte, mir wieder genügend Schlaf und Entspannung oder einen längeren Spaziergang zu gönnen. Oder es kann heissen, dass ich bewusst anerkenne, wo ich gerade bin auf meinem Weg, anstatt mich selbst unter Druck zu setzen, noch besser zu sein oder etwas schneller fertig zu stellen. All dies erlaubt mir schlussendlich, den Moment zu geniessen und im Moment glücklich zu sein, und nicht darauf warten zu müssen, dass ich irgendein Etappenziel erreiche, bevor ich glücklich sein darf. Das ist nichts anderes, als bedingungslos glücklich zu sein, also von den äusseren Umständen unabhängig glücklich zu sein. Wenn ich Ihnen ein einfaches, aber wirksames Grundrezept zum Glücklichsein geben könnte, dann sähe es folgendermassen aus:

Erlauben Sie sich, unabhängig von äusseren Umständen, das heisst unabhängig von Ihrer momentanen Realität, unverschämt glücklich zu sein.

Wenn Ihnen dies besser und besser gelingt, werden Sie nicht nur eine der glücklichesten Frauen auf diesem Planeten sein, sondern mit Leichtigkeit all die wunderbaren Dinge anziehen, die Sie sich wünschen. Sie können immer nur im *Jetzt* glücklich sein. Warten Sie deshalb nicht damit, bis Sie Ihren Liebsten getroffen oder Ihre Traumstelle gefunden haben. *Jetzt* zählt!

14.1.2 Verlieben Sie sich in sich selbst

In der Schule habe ich eine Menge nützlicher Dinge gelernt, und vieles, das ich nie mehr in meinem Leben gebraucht habe und auch nie die Absicht hatte, je wieder zu gebrauchen. Selbstliebe und Wertschätzung für das, was ich bin, und nicht das, was ich erreicht habe, standen hingegen nie im Lehrplan. Ich glaube, dass Selbstliebe etwas ist, das den meisten von uns nicht so leicht von der Hand geht. Selbstliebe müssen viele von uns Schritt für Schritt und immer wieder erarbeiten, um sie mit Haut und Haaren verinnerlichen und verkörpern zu können.

Lesen Sie bitte noch einmal den Untertitel. Vielen Menschen passiert es nämlich, dass sie über die Worte *Verlieben Sie sich in sich selbst* entweder schnell hinweglesen, um mit der Lektüre fortzufahren, oder dass sie Schwierigkeiten damit haben, sich wirklich etwas unter diesem Satz vorzustellen. Normalerweise benützen wir den Ausdruck *sich verlieben* nur im Zusammenhang mit einer anderen Person, für die wir uns in romantischer Hinsicht interessieren, aber sicher nicht, wenn es um uns selbst geht. Wir haben gelernt, dass es egoistisch ist, uns zum Zentrum der Welt zu machen. Sehr wahrscheinlich hat das Wort egoistisch gerade ein negatives Gefühl in Ihnen ausgelöst, weil wir darauf konditioniert sind, dieses Wort als negativ zu empfinden. Erlauben Sie mir jedoch, die negative Bedeutung von *egoistisch* in Frage zu stellen, indem ich Ihnen den folgenden Satz präsentiere:

Die bedeutendste und wichtigste Beziehung, die Sie je haben werden, ist diejenige mit sich selbst.

Es ist nicht die Beziehung zu Ihren Eltern, nicht diejenige zu Ihren Kindern und es ist nicht diejenige zu Ihrem Lebens- und Liebespartner. Die allerwichtigste und in ihren Auswirkungen bedeutendste Beziehung haben Sie mit sich selbst. Von Geburt bis zum Tod sitzen Sie mit sich fest. Eine Scheidung gibt es hier nicht! Wenn Sie die bedeutendste Person in Ihrem Leben sind, weshalb sollte es dann egoistisch sein, wenn Sie sich selbst über alles lieben und wertschätzen? Denn wenn Sie sich selbst alles geben, was Sie brauchen, machen Sie sich das Geschenk, ein glückliches Wesen voller Liebe zu sein, das bereit ist, Liebe zu verschenken und die Liebe eines anderen anzunehmen. Solche Leute nenne ich nicht egoistisch, sondern ein Segen für die Menschheit. Für mich lautet die Frage nicht, ob Sie sich in sich selbst verlieben und sich wertschätzen dürfen. Die wirkliche Frage lautet, ob es nicht gar in Ihrer Verantwortung liegt, dass Sie auf bestmögliche Weise auf sich achten, dass Sie sich die Erlaubnis geben, bedingungslos glücklich zu sein und sich selbst bedingungslos zu lieben. Dazu kommen wir gleich, wenn ich Ihnen das zweite heisseste Ding, das mit „S“ beginnt, vorstelle.

14.2 „S“ wie Selbstverantwortung

14.2.1 Das Gesetz der Anziehung

Wie Sie bereits wissen, habe ich mich die letzten zwei Jahrzehnte durch zahllose Lehren, Konzepte und Regeln hindurch gearbeitet, um meinen Traummann zu finden. Viele davon haben den Test der Zeit nicht bestanden. Das heisst nicht, dass diese Methoden falsch sind oder nicht funktionieren. Was ich sagen will, ist lediglich, dass sie nicht mehr stimmig sind für die Person, die ich heute bin. Meine grösste Erkenntnis aus allem, was ich bisher ausprobiert habe, ist, dass es einfach gehen kann und darf! Diese Klarheit hätte ich jetzt nicht, wenn ich nicht einige Methoden ausprobiert hätte, die für mich weder einfach noch schmerzlos waren. Bei manchen Methoden bin ich durch etliche Täler der Tränen gewandert. Heute weiss ich, dass dies vollkommen unnötig war und die Suche nach meinem Traummann sogar noch in die Länge gezogen hat. Das Gleiche soll und wird Ihnen nicht passieren:

Es ist mein erklärtes Ziel, Ihnen einfache, schmerzlose und effektive Methoden vorzustellen, die Ihnen rasch ermöglichen, das zu bekommen, was Sie sich wünschen: Ihre langfristig glückliche Liebesbeziehung mit Ihrem Traumpartner. Ich zeige Ihnen, dass Sie wirklich haben können, was Sie sich wünschen, weil Sie eine geniale Gestalterin Ihrer eigenen Realität sind.

Es ist Zeit, Ihnen das Gesetz vorzustellen, an das Sie glauben können oder auch nicht, was deshalb keine Rolle spielt, weil wir alle seinen Gesetzmässigkeiten unterliegen. Wäre es deshalb nicht von Vorteil, wenn Sie wüssten, wie es funktioniert?

Es geht selbstverständlich um das Gesetz der Anziehung oder, wie es manche nennen, das Gesetz der Resonanz.

14.2.2 Wir erschaffen unsere eigene Realität

Wir befinden uns in einer Welt, die uns ein äusserst kontrastreiches Angebot anbietet. Wenn irgendwo auf der Erde etwas passiert, flimmert es Minuten später über den Bildschirm unseres Smartphones. Automatisch identifizieren wir aus dieser Varietät Dinge, die wir für uns als wünschenswert erachten. Das kann in der Form geschehen, dass wir etwas wahrnehmen, das uns super gut gefällt, oder auch in der gegenteiligen Form, dass wir mit etwas konfrontiert werden, das uns überhaupt nicht entspricht. Denn immer, wenn wir wissen, was wir nicht wollen, schärft das gleichzeitig unseren Sinn dafür, was wir stattdessen wollen. Vieles davon läuft automatisch und unbewusst ab - weil wir gar nicht anders können, als in diesem Kontrastprogramm des Lebens Dinge zu identifizieren, die uns mehr oder eben weniger entsprechen. Damit bildet diese Vielfalt die Basis für unsere Weiterentwicklung oder, wenn Sie so wollen, für unser Wachstum. Denn jede Vorwärtsbewegung braucht schlussendlich eine Vielfalt von Perspektiven und Möglichkeiten, aus denen wir unsere persönlichen Vorlieben und Interessen herausbilden. Ohne eine Fülle von Möglickheiten, aus dem Sie Ihre Vorlieben herausschälen, würden Sie stagnieren. Und damit würden Sie sich nicht weniger als den Lebenssaft abdrehen.

Wenn Sie das nächste Mal in Ihrem Leben mit etwas konfrontiert werden, das Ihnen überhaupt nicht entspricht (Sie hatten zum Beispiel ein Date, dass gar nicht nach Wunsch verlaufen ist), erinnern Sie sich bitte daran, dass dies nicht tragisch, sondern einfach nur Kontrast ist, der Ihnen hilft, noch klarer zu erkennen, was für Sie persönlich stimmig ist. Die Kunst besteht definitiv nicht darin, sich auf eine einsame Insel zurückzuziehen, und zu versuchen, sich nur mit Wünschenswertem zu umgeben, um die nicht gewollte Vielfalt des Lebens zu vermeiden.

Sie werden nämlich auch auf der kleinsten und abgeschottetsten Insel auf Kontrast oder Varietät treffen. Oder, um bei der Liebe zu bleiben, werden Sie auch weiterhin mit Vielfalt konfrontiert werden, wenn Sie Ihren Liebsten getroffen haben und mit ihm in einer ganz wunderbaren Beziehung leben. Kontrast gehört ganz einfach zu unserem Leben dazu.

Wenn die Kunst nicht darin besteht, die Fülle an Kontrast möglichst zu vermeiden, dann besteht die Kunst darin, diese Vielfalt so zu nutzen, dass Sie daraus die von Ihnen gewünschte Realität erschaffen, also das manifestieren, was für Sie persönlich stimmig ist. Vielfach gelingt Ihnen dies bestens, ohne dass Sie gross darüber nachdenken müssten und manchmal auch, ohne dass Ihnen dies überhaupt auffällt. Vielleicht hatten Sie schon immer ein sagenhaft gutes Händchen, wenn es um Ihre Finanzen geht. Oder Sie haben jeweils problemlos die Wohnung, die Inneneinrichtung oder die Kleidung gefunden, die Ihren Wünschen und Bedürfnissen punktgenau entsprochen hat. Daneben gibt es andere Bereiche, bei denen es einfach nicht vorwärts zu gehen scheint. Bereiche, bei denen wir in einer Realität steckenbleiben, die uns nicht gefällt. Das kann der berufliche Erfolg sein, der sich partout nicht einstellen will, das können die hartnäckigen fünf oder zehn Kilo sein, die sich trotz Sport seit Jahren auf Hüfte und Oberschenkeln halten, oder vielleicht ist es die Liebe.

Meine schmerzhafte, nicht heilende Wunde war, wie Sie bereits wissen, über Jahrzehnte hinweg die Liebe. In meinen eigenen Augen war ich auf diesem Gebiet ein komplettes Desaster mit wenig Aussicht auf Veränderung. Angesichts der langen Liste meiner Misserfolge in der Liebe konnte ich mir gar nicht wirklich vorstellen, dass ich plötzlich ein Erfolgskapitel in der Liebe schreiben würde. Schliesslich hatte ich das grosse Liebesglück mit dem zu mir passenden Partner bisher noch nie auch nur ansatzweise erlebt. Zwar war ich jedes Mal voller Hoffnung, wenn ich einen Mann kennenlernte, aber im Grunde genommen ging meine Erwartungshaltung nicht über das hinaus, was ich als meine fatale Realität anschaute. Die Realität, die seit Jahren zäher als Kaugummi an meinen Schuhen klebte. Mein Kopf konnte sich am Ende einer neuerlich verkorksten Beziehung ein „Siehst Du, ich habe es Dir ja schon vorher gesagt, dass das nichts wird!“ jeweils nicht verkneifen. Umso mehr schmerzte es, dass ich weiterhin in mir diesen tiefen Wunsch nach einer glückverheissenden Liebesbeziehung verspürte. Es gab jedoch auch dieses sehr zarte innere Stimmchen, das mir sagte, dass ich in der Liebe alles haben konnte, was ich mir wünschte, weil die Liebe mein Geburtsrecht ist. Zwischen dieser zarten Stimme und meiner in der Liebe gelebten Realität klaffte allerdings ein kilometerweiter Graben, den ich mit allen äusseren Hilfsmitteln (Kinesiologe, Medium, Astrologe, Online Daten, Ratschläge von guten Freundinnen, Hypnose, Rückführungen etc.) nicht hatte überbrücken können.

Je länger ich mich mit dem Konzept auseinandersetzte, dass ich mir meine eigene Realität erschuf, desto mehr wurde mir bewusst, dass meine äussere Realität meiner leider eher pessimistischen inneren Haltung der Liebe gegenüber entsprach. Ich erwartete in der Liebe nur das, was ich bisher auf diesem Gebiet erlebt hatte - und das war ja alles andere als glückselig machend und berauschend. Ich realisierte nicht nur, dass die Realität, die ich seit Jahrzehnten in der Liebe erlebte, nicht die in Stein gemeisselte, einzig gültige Wahrheit war, wie ich das bisher geglaubt hatte. Ich realisierte auch, dass zwischen mir und der Erfüllung meiner tiefsten Wünsche und Bedürfnisse nur eines stand: Ich selbst mit meinen eigenen negativen

Gedanken und den entsprechenden Emotionen. Anstatt mich weiterhin als Opfer einer schwierigen Kindheit, eines zynischen Schicksals oder einer nicht veränderbaren Realität zu sehen, fiel bei mir endlich der Groschen, dass ich es selbst in der Hand habe, mir in der Liebe eine neue Realität zu erschaffen, die meinen tiefsten Wünschen und Bedürfnissen entspricht. Gott sei Dank fiel bei mir endlich dieser Groschen, denn es ist so viel einfacher, die eigenen Gedanken und Emotionen zu verändern, als zu versuchen, irgendetwas oder irgendjemanden im Aussen zu kontrollieren oder zu verändern.

-- Traumfrau Tipp:
Sie sind ein Genie in der Gestaltung Ihrer Realität. Fangen Sie an, Ihre wahre Freiheit zu erkennen, sich das zu erschaffen, was Sie sich im tiefsten Innern wünschen, was Sie beflügelt und glücklich macht. Und freuen Sie sich, dass Ihre Zukunft schon bald Ihre strahlende Gegenwart sein wird. Vorfreude kann Wunder wirken!

14.2.3 Gestalten Sie Ihre Realität bewusst

Das gesamte Universum ist, heruntergebrochen auf die Essenz, Energie oder Schwingung. Als Teil dieses Universums können wir Menschen uns davon nicht ausnehmen. Jeder unserer Gedanken hat eine bestimmte Energiefrequenz, genau wie unsere Überzeugungen und Emotionen. Dabei spielt es keine Rolle, ob wir uns dessen bewusst sind oder nicht. Neurowissenschaftlich ist es im Übrigen schon seit längerer Zeit erwiesen, dass die Aktivität von Nervenzellen im Gehirn ein elektrisches Feld erzeugt, das ausserhalb des Schädels gemessen werden kann. Ganz einfach ausgedrückt, besagt das Gesetz der Resonanz, dass Sie das anziehen, was Sie mit Ihrer Energiefrequenz ausstrahlen. *Abraham Hicks* (siehe Hilfreiche Ressourcen) verdeutlichen dies mit dem Beispiel, dass Sie Ihren Radioempfänger nicht auf eine Frequenz von 98.4 Megahertz einstellen und erwarten können, den Sender von 104.8 Megahertz zu empfangen. Wenn ich davon spreche, dass Sie sich Ihre eigene Realität erschaffen, dann meine ich, dass Sie Ihre eigene Energiefrequenz einstellen - und das Gesetz der Anziehung antwortet ohne Ausnahme auf die Frequenz, die Sie eingestellt haben.

Sie strahlen immer eine bestimmte Energiefrequenz aus. Im Prinzip kann man sagen, dass Ihre Frequenz jeweils dem entspricht, worauf Sie sich entweder bewusst oder unbewusst fokussieren. Ob Ihr Fokus auf etwas Gewolltem oder Ungewolltem liegt, spielt für das Universum keine Rolle. Anders als der Mensch wertet das Universum nicht. Es gibt kein „gutes“ und kein „schlechtes“ Töpfchen wie bei Aschenputtel, sondern wir bekommen einfach das, was unserer Energiefrequenz entspricht. Ebenfalls egal ist, ob wir das Ergebnis mögen, ob es uns zu unserem Ziel führt oder nicht, ob es gut für uns ist oder ob es uns schadet. Wenn wir uns auf etwas fokussieren, passt sich unsere Frequenz automatisch an das an, worauf wir unseren Fokus legen. Das passiert zwar nicht unverzüglich, aber unsere Schwingung verändert sich entsprechend, wenn wir dies lange genug tun. Gestern Abend haben Dani und ich uns einen lustigen deutschen Spielfilm angeschaut. Wir haben uns köstlich amüsiert und beide Tränen gelacht. Das war Fokus pur auf etwas gänzlich Positives! Aber es funktioniert natürlich auch mit allem, was wir nicht anziehen wollen. Wie viele Abende haben Sie schon mit Ihrer besten Freundin darüber diskutiert, dass es da draussen einfach keine guten Männer mehr gibt oder dass die Online Partnersuche einfach mühsam ist? Wie viele schlechte Nachrichten hören Sie sich täglich an? Oder läuft Ihr Radio gar den ganzen Tag und Sie nehmen überhaupt nicht mehr bewusst wahr, wie Sie zweimal in der Stunde von schlechten News berieselt werden? Wie lange grübeln Sie schon darüber nach, warum sich Ihr letztes Date nicht mehr gemeldet oder weshalb es mit der grossen Liebe bei Ihnen immer noch nicht geklappt hat? Wie oft wälzen Sie Gedanken, dass der Partnerschaftszug für Sie vielleicht doch schon längst abgefahren ist?

Sie haben es in der Hand, die grosse Liebe Realität werden zu lassen, indem Sie sich ganz bewusst auf Dinge fokussieren, die sich für Sie gut anfühlen. Nur wenn Sie sich gut fühlen, sind Sie in der Frequenz, in der Ihnen das Universum all die Goodies ausliefern kann, die Sie im Verlaufe der Zeit bewusst oder unbewusst auf Ihren inneren Wunschzettel geschrieben und durch den Kontrast, dem Sie in Ihrem Leben begegnet sind, noch klarer für sich spezifiziert haben.

Das Grossartige ist, dass es dem Universum piepegal ist, weshalb Sie sich gut fühlen. Verzweifeln Sie also nicht, wenn es für Sie schwierig ist, beim Thema Liebesbeziehung vorwiegend Gedanken zu haben, die sich für Sie gut anfühlen. Fokussieren Sie sich einfach auf ein anderes Thema, bei dem Ihnen dies ohne Schwierigkeiten gelingt. Ihr primärer Job ist es, sich darum zu kümmern, wie Sie sich fühlen, und Ihre Gedanken so früh als möglich in eine neue Richtung zu lenken, wenn Sie sich nicht gut anfühlen - bevor aus einem einzigen negativen Gedanken eine ganze Gedankenlawine geworden ist, die Sie kaum mehr in positivere Bahnen lenken können. Um sich gut zu fühlen, können Sie beispielsweise eine Dankbarkeitsliste führen mit all den Köstlichkeiten, die Ihr Leben schon heute beinhaltet. Eine wunderbare Idee ist es auch, wenn Sie sich mit Absicht Gutes tun, Sorge zu sich tragen, auf Ihre Bedürfnisse achten und sich selbst das geben, was Sie brauchen, um glücklich zu sein. Vergegenwärtigen Sie sich, dass Sie die wichtigste Person in Ihrem Leben sind und das Allerbeste verdient haben, sei es eine schöne Reise, die Sie sich gönnen, ein entspannendes Bad, ein Stück Ihres Lieblingskuchens, eine Massage, einen Einkaufsbummel mit der besten Freundin oder einen relaxten Pyjamatag zu Hause. Mir kommt das Leben mit all seinem Kontrast manchmal wie ein riesiges Buffet vor, das mit den verschiedensten Speisen beladen ist. Es gibt solche, die ich schon immer mochte und immer noch mag. Bei anderen bin ich erst mit der Zeit so richtig auf den Geschmack gekommen. Für gewisse Gerichte werde ich nie Feuer und Flamme sein, und bei wiederum anderen wandern meine Mundwinkel automatisch schon beim Gedanken daran steil nach oben. Dann gibt es vieles, das ich nie im Leben ausprobieren werde. Da ich erwachsen bin, zwingt mir niemand etwas auf. Ich bin frei, mir genau das auszusuchen, was mich anspricht.

Ich nehme jetzt mal an, dass Sie auf Ihr Essen achten und nicht wahllos Dinge in sich hineinstopfen, die Ihnen überhaupt nicht schmecken. Seien Sie auch bei Ihren Gedanken entsprechend wählerisch und lenken Sie Ihren Fokus immer wieder bewusst auf die Dinge, die Ihnen Freude bereiten und sich gut anfühlen, wenn Sie daran denken. Das ist bewusste Realitätsgestaltung.

14.2.4 Seien Sie auf der Hut vor der unbewussten Realitätsgestaltung

Wie bereits gesagt, fokussieren wir uns nicht nur bewusst. Vielfach tun wir dies auch, indem wir etwas von aussen beobachten und uns nicht klar sind, wie sich dabei unsere Energie verändert. Solange wir etwas beobachten, das eine positive Emotion in uns auslöst, ist alles bestens. Wenn wir jedoch über längere Zeit etwas anschauen, das eine negative Emotion in uns erzeugt, dann haben wir definitiv ein Problem!

Denn die einfache Grundregel, auf die Sie sich immer verlassen können, lautet: Gedanken, die sich gut anfühlen, manifestieren Dinge in unserem Leben, die sich gut anfühlen. Und Gedanken, die sich nicht gut anfühlen, manifestieren Dinge in unserem Leben, die sich nicht gut anfühlen. Achten Sie also darauf, wie Sie sich fühlen, denn das zeigt Ihnen, ob Sie förderliche oder nicht förderliche Gedanken haben.

Eine weitere, sehr häufige Art, wie wir unsere Realität in der Liebe unbewusst gestalten, ist die, dass wir alte Muster und Überzeugungen wiederholen. Wenn Sie kurz auf Ihre vergangenen Beziehungen zurückblicken, die nicht wunschgemäss verlaufen sind, werden Sie feststellen, dass sich dahinter sehr wahrscheinlich ein Muster verbirgt. Sie sind beispielsweise immer auf Männer gestossen, die Sie früher oder später betrogen oder wegen einer anderen Frau verlassen haben. Vielleicht waren Sie mit Männern zusammen, die sich Ihnen gegenüber nie wirklich verbindlich gezeigt haben. Oder Sie blicken auf den Umstand zurück, dass es in Ihrem Leben noch keine einzige ernsthafte Liebesbeziehung gegeben hat. Egal, wie das alte Muster in der Liebe aussieht, solange Sie sich nicht bewusst sind, dass Sie ein altes Muster haben, werden Sie es auch in Ihrer nächsten Beziehung unweigerlich wiederholen. Sie können noch tausendfach aktiver auf Partnersuche gehen und werden dennoch immer nur das gleiche alte Ergebnis erhalten, das Sie bereits kennen. Mein eigenes altes Muster in der Liebe sah so aus, dass ich immer wieder Männer anzog, mit denen ich mich allein gelassen, zurückgewiesen und ungeliebt fühlte. Sie kamen in den verschiedensten Formen daher. Darunter befanden sich Männer, die nur an einer unverbindlichen Liebelei mit mir interessiert waren. Ich traf Männer, die zu weit entfernt von mir wohnten, als dass etwas Ernsthaftes hätte daraus entstehen können. Da gab es einen Mann, der emotional so angeschlagen war, dass er kein wirklicher Partner für mich sein konnte, auch wenn er es gewollt hätte. Einmal habe ich mich in einen schwulen Mann verliebt, der diesen Umstand als sein Coming-out genutzt hat. Sogar der Klassiker eines verheirateten Mannes war darunter. Es war zum Verzweifeln! Ursache für dieses sich wiederholende Muster war, dass ich falsche Überzeugungen in mir trug, die ich mir als Kind angeeignet hatte und die ich auch noch als Erwachsene unbewusst mit mir herumschleppte. Ich sage *herumschleppte*, weil diese Überzeugungen für mich eine riesige Last darstellten, die mir lange Jahre das Glück in der Liebe verwehrten: Aufgrund der zerrütteten Beziehung meiner Eltern, die mit sich und der ganzen Situation vollkommen überfordert waren, war ich der festen Überzeugung, dass ich in unserer Familie alleine war, dass ich nicht liebenswert bin und es auch nicht wirklich verdiente, geliebt zu werden. Überzeugungen sind nichts anderes als Gedanken, die immer wieder gedacht werden. Das Universum lieferte mir in Sachen Liebe genau das, was der Frequenz meiner Gedanken entsprach. Und so fühlte ich mich in meinen Beziehungen genauso, wie ich mich unbewusst in der Liebe sah: allein gelassen, zurückgewiesen und ungeliebt. Es ist beeindruckend, was für eine ungeheure Macht unsere inneren Überzeugungen und Muster haben, auch wenn sie weit zurück in unsere Kindheit reichen. Dass ich mir meine eigene Realität erschuf, habe ich über viele Jahre nicht verstanden.

Wenn Ihre aktuelle Realität in der Liebe seit längerem nicht dem entspricht, was Sie sich im Innersten wünschen und erträumen, dann haben Sie wahrscheinlich, wie ich, alte Muster und Überzeugungen verinnerlicht, die Sie davon abhalten, in der Liebe das zu verwirklichen, was Sie sich ersehnen. Der Schlüssel zur Lösung ist verblüffend einfach, und zwar so einfach, dass Sie vielleicht versucht sind zu bezweifeln, dass die Lösung tatsächlich so einfach sein kann, und dass Sie den Schlüssel zur Lösung selbst in der Hand halten. Aber ich versichere Ihnen, dass es so einfach ist: Schauen Sie sich Ihre vergangenen Beziehungen kurz an. Um Worte des Gesetzes der Anziehung zu benutzen, sind das Ihre Manifestationen, die Sie sich mit Ihren Gedanken geschaffen haben. Jetzt überlegen Sie sich, was für beständige Gedanken Sie beim Thema Liebe hatten, die zu diesen Manifestationen geführt haben. Damit machen Sie sich unbewusste Überzeugungen und Muster bewusst. Die Gedanken, die Sie finden werden, werden solche sein, die sich garantiert nicht gut anfühlen. Vielleicht denken Sie, dass Sie nicht liebenswert, nicht hübsch, nicht jung oder attraktiv genug sind, um Ihren Traummann anzuziehen? Oder taucht der Gedanke auf, dass die Liebe in diesem Leben nicht für Sie bestimmt ist? Oder dass Sie alleine glücklicher oder sicherer sind, als in einer Beziehung? Oder denken Sie, dass Sie von einem Mann unweigerlich verletzt und enttäuscht werden? Was auch immer für Gedankenmuster auftauchen, Ihre Aufgabe ist ganz einfach:

Hören Sie auf, diese Gedanken zu denken! Punkt.

Das tun Sie am einfachsten, indem Sie neue Gedanken wählen, die sich besser anfühlen. Und sollten Sie es, wie gesagt, nicht schaffen, beim Thema Liebesbeziehungen Gedanken zu finden, die sich für Sie gut oder sogar super gut anfühlen, dann suchen Sie sich ein anderes Thema und richten Sie Ihre Aufmerksamkeit auf etwas, das Sie vor Glück strahlen lässt. Es ist tatsächlich so einfach! Ihre wichtigste Aufgabe ist es, darauf zu achten, wie Sie sich fühlen. Wenn Sie sich nicht gut fühlen, richten Sie Ihre Gedanken möglichst bald neu aus und wählen Sie Gedanken, die sich wunderbar anfühlen. Sie haben die Macht über Ihre Gedanken. Niemand anders denkt für Sie! Alles, was Sie für ein wunderbares Leben und für die Erfüllung Ihrer Wünsche brauchen, ist Ihre hellwache Aufmerksamkeit, wie Sie sich fühlen, und etwas Übung darin, Ihre Gedanken bei Bedarf möglichst schnell in eine für Sie förderliche Richtung zu lenken. Es ist wie Jogging oder Tanzen: Übung macht den Meister. Es spielt übrigens keine Rolle, wie alt Ihre Muster und Überzeugungen sind, oder wie viele verkorkste Beziehungen Sie schon hatten. Sie können Ihre Gedanken im Hier und Jetzt verändern und sich damit neue, für Sie förderliche Überzeugungen in der Liebe kreieren, also Ihre Frequenz in der Liebe ganz bewusst neu einstellen. Sie bestimmen damit, wie Ihr Leben, Ihre Realität, aussehen wird.

Ich höre Sie, wenn Sie sagen, dass es, verflixt nochmal, gar nicht einfach ist, sich alte Muster in der Liebe bewusst zu machen, geschweige denn, sie zu verändern. Sie sind nicht alleine! Eines der häufigsten Phänomene, das meine Klientinnen beschreiben, ist, dass sie, scheinbar machtlos, immer wieder an die falschen Männer geraten. Vielleicht kommt Ihnen eine der folgenden Situationen bekannt vor:

- Sie haben das Gefühl, irgendetwas fehle Ihnen, um in der Liebe Erfolg zu haben – nur wissen Sie nicht genau, was das sein könnte.

- Als erfolgreiche Berufsfrau wissen Sie genau, worauf es im Job ankommt, in Liebesdingen haben Sie sich jedoch nie wirklich sicher gefühlt.

- Sie scheinen nie Männern über den Weg zu laufen, die für Sie als potenzielle Partner in Frage kommen.

- Die Männer, für die Sie sich interessieren, sind entweder schon vergeben oder interessieren sich nicht für Sie.
- Langsam glauben Sie, dass alle guten Männer schon vergeben sind oder dass Sie einfach Pech in der Liebe haben.
- In einer Beziehung geben Sie immer sehr viel, aber es kommt nie das zurück, was Sie selbst investieren.
- Sie konnten bisher nie die Frau sein, die sich entspannt und vertrauensvoll an die starke Schulter ihres Partners anlehnt, obwohl Sie sich dies wünschen.
- Sie geraten irgendwie immer wieder an die falschen Männer und bleiben mit gebrochenem Herzen zurück.

Wenn Sie das Gefühl haben, dass sich Ihre Vergangenheit zu wiederholen scheint und Sie immer wieder an die falschen Männer geraten, mit denen es einfach nicht klappen will, dann habe ich vielleicht eine Lösung für Sie, mein kostenloses Webinar:

Die drei grössten Fehler, weshalb smarte Berufsfrauen immer wieder an die falschen Männer geraten, und was Sie dagegen tun können.

Sie können sich auf meiner Webseite für meinen Newsletter anmelden. Ich werde Sie dann über die Termine für dieses kostenlose Webinar, das ich regelmässig anbiete, auf dem Laufenden halten.

-- Traumfrau Tipp:

Auch das Einmaleins mussten Sie üben, bis Sie es aus dem Effeff konnten. Schliesslich hat der Rest der Mathematik auf diesem Fundament aufgebaut. Genauso sollten Sie das Einmaleins des Gesetzes der Anziehung verinnerlichen. Denn es bestimmt nicht weniger, als Ihre gesamte Realität, also die Erfahrungen, die Sie in Ihrem Leben machen. Das Einmaleins des Gesetzes der Anziehung lautet folgendermassen: Ihr primärer Job ist es, sich darum zu kümmern, wie Sie sich fühlen - und so früh als möglich etwas zu tun, wenn Sie sich nicht gut fühlen. Und was genau sollen Sie tun? Sie sollen bewusst Gedanken wählen, die sich besser anfühlen. Denn Gedanken, die sich nicht gut anfühlen, werden Dinge manifestieren, die sich nicht gut anfühlen. Und Gedanken, die sich gut anfühlen, werden Dinge manifestieren, die sich gut anfühlen. Es ist wirklich so einfach! Sie müssen es nur konsequent tun.

-- Zusätzlicher Traumfrau Tipp:

Je früher Sie negative Gedanken erwischen, desto einfacher ist es, sie durch neue, für Sie förderliche Gedanken zu ersetzen. Je länger Sie damit warten, desto schwieriger wird es, den negativen Gedankenfluss zu stoppen. Es ist wie bei einer Lawine im Trickfilm: Am Anfang ist es eine klitzekleine Schneekugel, die Sie problemlos aufhalten könnten. Je mehr sie den Hang hinunter rollt, desto grösser wird sie. Kommt sie einmal so richtig in Fahrt, können Sie sie nicht mehr aufhalten. Sie haben vielleicht schon den Ausdruck „Momentum" gehört. Wenn Ihre negativen Gedanken so richtig Fahrt aufgenommen, also Momentum gewonnen haben, können Sie die Gedankenlawine normalerweise nicht mehr mit neuen Gedanken stoppen. Dann hilft meist nur eines: Gehen Sie schlafen, denn Sie unterbrechen damit das Momentum! Am nächsten Morgen können Sie wieder neue, förderliche Gedanken wählen.

Geraten Sie immer wieder an die falschen Männer? Erfahren Sie, welches die drei grössten Fehler sind, weshalb smarte Berufsfrauen immer wieder an die falschen Männer geraten, und was Sie dagegen tun können.

Melden Sie sich für meinen Newsletter an. Ich werde Sie über dieses kostenlose Webinar, das ich regelmässig anbiete, und über mein weiteres Kursprogramm auf dem Laufenden halten:

www.rosemarieballmer.ch

14.2.5 Selbstverantwortung hat nichts mit „Schuld“ zu tun

Selbstverantwortung ist die Aufgabe, eine Situation mit dem Fokus auf uns selbst und mit aller Selbstliebe und Wertschätzung, die wir verdienen, anzuschauen.

Selbstverantwortung zu übernehmen, heisst nicht, dass Sie alles alleine machen müssen.

Und Selbstverantwortung heisst auch nicht „Schuld“.

Es ist mir wichtig, dass Sie das Thema Selbstverantwortung gänzlich vom Thema Schuld trennen. In unserer westlichen Kultur sind die meisten von uns mit einem Glaubensbild aufgewachsen, das eng verwoben ist mit Schuld und Absolution. Wenn ich davon rede, dass wir unsere Realität selbst erschaffen und wir dadurch selbst verantwortlich sind, dass eine Situation so ist, wie sie ist, dann tue ich das ohne jegliche Wertung. Ich zeige weder mit dem Finger auf Sie noch sage ich Ihnen, dass Sie selber Schuld sind, dass Sie im Leben genau da stehen, wo Sie gerade sind. Ich erwarte von Ihnen nicht weniger, als dass auch Sie nicht mit dem Finger auf sich selbst zeigen und laut „Schuld!“ schreien. Das Konzept, dass wir unsere eigene Realität erschaffen, ist dazu da, Sie zu stärken und Ihnen die Möglichkeit zu geben, sich Ihr Leben bewusst so einzurichten, wie Sie sich das wünschen. Wenn Sie Selbstverantwortung mit dem Thema Schuld verknüpfen, schwächen Sie sich nur.

Anstatt sich über eine Situation zu ärgern und nach einem Schuldigen zu suchen, ist es hilfreich, wenn Sie sich ein paar förderliche Fragen dazu stellen. Diese lassen uns erkennen, dass wir dazu beitragen, dass eine Situation so ist, wie sie ist. Das bedeutet nichts anderes, als dass Sie Ihren Fokus von aussen nach innen verändern. Wenn wir den Fokus (liebevoll!) auf uns anstatt nach aussen richten, können wir uns die Fragen stellen, die uns effektiv weiterbringen. Denn wie bereits gesagt, steht zwischen Ihnen und der Realisierung Ihrer Wünsche und Bedürfnisse nichts, als Ihre eigenen negativen Gedanken und Emotionen. Und diese können Sie kontrollieren und verändern - während es schwierig oder gar unmöglich ist, irgendetwas oder irgendjemanden im Aussen zu kontrollieren oder zu verändern.

Förderliche Fragen sind beispielsweise:

- Was habe ich dazu beigetragen, dass diese Situation entstanden ist?
- Was habe ich dazu beigetragen, dass dieses Muster, das ich erkennen kann, sich wiederholt?
- Was für Gedanken, was für eine innere Überzeugung habe ich, welche dieses alte Muster nähren?

Das Ergebnis solcher Fragen ist immer eine Chance auf Erkenntnis, dass wir keine Opfer, sondern geniale Erschaffer unserer eigenen Realität sind. Das gibt uns die Macht, unser Leben zu verändern.

Hinderliche Fragen sind solche, in denen wir uns selbst beschämen oder uns Vorwürfe machen:

- Weshalb habe ich das immer noch nicht kapiert?
- Warum mache ich jedesmal den gleichen Fehler?

Das Ergebnis von hinderlichen Fragen ist, dass wir uns mit Selbstvorwürfen regelrecht zerfleischen. Das ist definitiv nicht die Frequenz, die Sie zur Erfüllung Ihrer Wünsche und Träume führt. Wenn Sie Ihre jetzige Realität in der Liebe betrachten, dann nehmen Sie sie einfach als etwas, das Ihnen aufzeigt, wie

Ihre inneren, vielleicht auch unbewussten, Überzeugungen in der Liebe aussehen. Ihre aktuelle Realität ist temporär und nie in Stein gemeisselt. Sie ist immer nur eine Momentaufnahme, die entstanden ist aus Ihren vergangenen Gedanken, die sich zu Überzeugungen verdichtet haben. Nicht mehr und nicht weniger. Ihre Realität können Sie im Hier und Jetzt verändern, indem Sie Ihre Gedanken verändern. Wenn Ihre momentane Realität nicht dem entspricht, was Sie in der Liebe erfahren und leben wollen, dann fangen Sie damit an, bewusst Ihre inneren Muster und Glaubenssätze anzuschauen. Fragen Sie sich, was Sie gewohnheitsmässig für Gedanken gedacht haben, die Sie zu dieser unerwünschten Realität geführt haben. Taucht bei Ihnen beispielsweise hartnäckig der Gedanke auf, dass Sie diese Liebe, die Sie sich wünschen, nicht haben können? Oder denken Sie, dass Sie zu wenig attraktiv oder zu alt sind, um Ihren Traummann zu finden und zu halten? Und dann beginnen Sie, Gedanken zu knüpfen, die sich gut und stimmig anfühlen. Gedanken haben nämlich eine Art, weitere Gedanken mit der gleichen Frequenz zu generieren. Sie kennen den Ausspruch, dass Gedanken Macht haben. Sie haben es tatsächlich.

Aber viel besser ist, dass Sie Macht über Ihre Gedanken haben!

Nutzen Sie diesen Umstand und machen Sie es sich zur Gewohnheit, darauf zu achten, ob Sie Gedanken haben, die sich nicht gut anfühlen. Vertrauen Sie Ihrem inneren Leitsystem: Mit Gedanken, die sich nicht gut anfühlen, ziehen Sie keine Realität an, die sich gut anfühlt. Mit etwas Übung wird Ihnen das immer besser gelingen, so dass Sie den Kurs Ihrer Gedanken frühzeitig korrigieren können und nicht darauf warten müssen, bis Ihnen eine unerwünschte Realität wie die Faust aufs Auge aufzeigt, dass Sie gewohnheitsmässig in eine Richtung gedacht haben und damit eine Energiefrequenz hatten, die so gar nicht dem entspricht, das Sie sich wünschen. Nutzen Sie Ihre Freiheit und Ihre Fähigkeiten als geniale Gestalterin Ihrer eigenen Realität und ersetzen Sie überholte Glaubenssätze schrittweise, das heisst Gedanke für Gedanke, mit neuen, förderlichen Überzeugungen, die sich gut anfühlen, und die damit auch der Frequenz Ihrer persönlichen Wünsche und Bedürfnisse entsprechen. Glauben Sie mir, bewusste Realitätsgestaltung macht Spass, weil sie sich gut anfühlt!

14.2.6 Selbstverantwortung löst die Fesseln Ihrer Vergangenheit

Als ich mich das erste Mal vertieft mit den Themen Realitätsgestaltung und Selbstverantwortung beschäftigte, hiess das natürlich auch, dass ich die Verantwortung dafür übernehmen musste, wie mein Liebesleben bisher verlaufen war. Ich konnte weder den bösen Männern noch meiner Kindheit noch einem intriganten oder ungerechten Universum die Schuld in die Schuhe schieben. Ich alleine hatte die Richtung bestimmt, welche die Liebe in meinem Leben gegangen war. Niemand hatte mich je gezwungen, mir genau die Männer auszusuchen, die ich mir ausgesucht hatte. Und niemand hatte mich dazu genötigt, eine dreieinhalbjährige Liebespause einzulegen. Es wäre gelogen, wenn ich behaupten würde, dass mich diese Einsicht in blosses Verzücken versetzt hätte. Gleichzeitig war da plötzlich eine grosse Trauer, als ich realisierte, dass ich es schon viel früher in den Händen gehabt hätte, mir selbst das Glück in der Liebe zu schenken, das ich mir so sehr wünschte. (Aber dann wäre ich heute nicht mit meinem Dani zusammen!) Zum Glück war die Trauer nicht meine dominante Emotion. Es war nämlich schlicht erlösend zu erkennen, dass meine

Lebensträume nicht bloss dazu da waren, um mir zu zeigen, was ich alles nicht haben konnte. Ich sah, dass meine Lebensträume dazu da waren, mich zu inspirieren, sie zu verwirklichen, sie zu meiner neuen Realität zu machen. Das war der für mich alles verändernde Zeitpunkt, als ich mich aufmachte, mir meine einschränkenden Überzeugungen und Muster in der Liebe bewusst zu machen und sie durch gesündere und stimmigere zu ersetzen, die der Realität entsprachen, die ich wirklich leben wollte. Wie Sie bereits wissen, ist dabei nicht nur die Überzeugung, dass das Leben und die Liebe schwierig sind, ans Licht gekommen, sondern es zeigten sich auch solche gedanklichen Prachtstücke:

Ich bin alleine.

Ich genüge nicht.

Auf andere ist kein Verlass. Ich muss alles selbst machen.

Und der Supergau: Ich verdiene es nicht, geliebt zu werden.

Diese tiefen Überzeugungen und negativen Emotionen mir selbst und der Liebe gegenüber liessen eine glücklich liebende und geliebte Rosemarie gar nicht zu. Nicht nur meine Gedanken, sondern auch meine Handlungen basierten auf diesen Überzeugungen und Emotionen. So kreierte ich mir ungewollt und unbewusst meine eigene kleine Welt, in der ich in Liebesdingen immer aussen vor stand und als Verliererin endete. Jetzt erahnen Sie auch, wie es damals vor dem Hintergrund des Glaubenssatzes *„Ich verdiene es nicht, geliebt zu werden!“* um meine Selbstliebe bestellt war. Als mir meine alten Glaubenssätze schliesslich bewusst waren, konnte ich nur den Kopf schütteln, weil ich erkannte, was für ein kompletter Unsinn sie waren. Mit der Wahrheit hatten sie rein gar nichts zu tun! Ich zeige mich Ihnen so offen, weil ich

Ihnen Mut machen möchte, ebenfalls Selbstverantwortung für sich und Ihre Realität zu übernehmen. Sie sind kein Opfer der Umstände oder Ihrer Vergangenheit. Ihre Realität ist nicht in Stein gemeisselt, sondern eine reine Momentaufnahme, die Sie im Hier und Jetzt verändern können, weil Sie eine sagenhaft geniale Gestalterin Ihrer Realität sind! Es ist Zeit, Ihre alten Muster und überholten Glaubenssätze näher unter die Lupe zu nehmen und sich aus deren Fesseln zu befreien. Ich kann gar nicht genug betonen, wie sehr sich die Mühe lohnt, Ihre Gedanken und Überzeugungen näher anzuschauen und sie nach und nach durch Gedanken zu ersetzen, die sich gut anfühlen. Das Resultat meiner veränderten Denkweise in der Liebe habe ich in diesem Buch schon dutzendfach genannt:

Es ist die beglückende, lebendige, mich zu Höhenflügen inspirierende Liebesbeziehung, die ich mit meinem Dani habe. Ich weiss, dass auch Sie die einzigartig köstliche Liebe leben können, die Sie sich ersehnen.

-- Traumfrau Tipp:
Vom Lesen dieses Buches alleine bekommen Sie noch keine Resultate. Setzen Sie meine Glück² Erfolgsformel, die clevere Online Partnersuche mit dem richtigen Mindset verbindet, jetzt um: Ich habe Ihnen gezeigt, wie Sie nicht bloss online daten, sondern auf wirklich clevere Art online daten können. Und Sie wissen jetzt ebenfalls, wie Sie sich, Gedanke für Gedanke, das richtige Mindset aneignen, das Sie zur Erfüllung Ihrer Wünsche bringt. Das beste daran ist, dass nicht nur das Ziel, die erfüllende Liebe mit Ihrem Traummann, Sie jubeln lassen wird, sondern dass Ihnen auch der Weg dorthin Spass macht. Einfach weil Gedanken, die sich gut anfühlen, unverschämt glücklich machen.

14.3 „S“ wie Selbstbewusstsein

14.3.1 Männer lieben selbstbewusste Frauen

Vielleicht schöpfen Sie Ihr Selbstbewusstsein aus der Tatsache, dass Sie ein cleveres Köpfchen und einen guten Job haben. Vielleicht ziehen Sie Ihr Selbstbewusstsein daraus, dass Sie eine attraktive Frau sind. Vielleicht kann ich Sie sogar dazu inspirieren, dass Sie selbstbewusst sind, einfach weil Sie, wie das Wort schon sagt, sich bewusst sind, wer Sie wirklich sind: ein einzigartiges, wunderbares, durch und durch liebenswertes Wesen. Sie sollten wissen, dass Partnerschaftsumfragen regelmässig zeigen, dass Selbstbewusstsein eine der Hauptqualitäten ist, die ein Mann an einer Partnerin attraktiv findet. Selbstbewusst zu sein, ist immer in Mode! Und es macht Ihnen garantiert Spass, wenn Sie selbstbewusst das Wissen verinnerlicht haben, dass Sie eine Traumfrau sind, die alle Möglichkeiten der Welt hat, Ihren wunderbaren Mann fürs Leben zu finden. Der triftigste Grund jedoch, weshalb ich Ihnen ein gesundes Selbstbewusstsein ans Herz lege, ist ein anderer: Für eine langfristig glückliche Liebesbeziehung brauchen Sie ein gesundes Selbstbewusstsein, das in Ihnen selbst wurzelt und nicht abhängig ist von Ihrem Partner oder von dem, was er tut oder nicht tut.

14.3.2 Verinnerlichen Sie eine gesunde Form von Egoismus

Heutzutage scheint alle Welt zu erklären, dass in der modernen Gesellschaft ein Übermass an egoistischen Menschen heranwächst. Immer, wenn ich einen Zeitungsartikel lese oder eine Reportage sehe und sich ein Journalist wieder medienwirksam über den besorgniserregenden Egoismus der

Menschheit beklagt, wünsche ich mir, dass der Reporter doch einfach etwas differenzierter wäre. Es gibt nämlich einen riesigen Unterschied zwischen einem ungesunden Egoismus in Form von Selbstherrlichkeit und einer sehr gesunden Form von Egoismus. Selbstherrlichkeit bringt es mit sich, dass die Bedeutung anderer Personen negiert oder deren Art zu leben oder zu sein als falsch bezeichnet werden muss, als ob die Welt schwarz-weiss wäre. Die sehr gesunde Form von Egoismus zeigt sich als Selbstbewusstsein mit einem Gespür für den eigenen Wert, was schlussendlich beides ein Ausfluss von Selbstliebe ist.

Diese gesunde Art von Egoismus beinhaltet beispielsweise, dass Sie sich in Ihrem Leben die Priorität einräumen, die Sie als wichtigste Person in Ihrem Leben verdienen. Sie kann auch bedeuten, dass Sie eigene Interessen und eigene Anschauungen haben können, die Ihr Partner nicht mit Ihnen teilt, und dass Sie dies nicht als Problem, sondern als eine Bereicherung Ihrer Beziehung ansehen. Stellen Sie sich einmal vor, was für Wunder Sie für sich selbst erschaffen und in Ihrem Umfeld bewirken können, wenn Sie sich strahlend selbstbewusst und mit aller Selbstverständlichkeit wertschätzen und lieben, genauso, wie Sie heute sind.

-- Traumfrau Tipp:
Für Ihren Liebespartner werden Sie ein lebenslanges Geschenk sein, wenn Sie Egoismus in der gesunden Form von Selbstbewusstsein und Selbstliebe (Wertschätzung für die wunderbare Frau, die Sie sind) praktizieren.

14.3.3 Mangelndes Selbstbewusstsein schreckt Männer ab

Ich habe Verständnis dafür, dass Sie ein gebranntes Kind sind. Das bin ich mit meiner Vergangenheit von gescheiterten und unbefriedigenden Beziehungen ebenfalls. Das bringt es wahrscheinlich mit sich, dass Sie eine extra grosse Portion Sicherheit wollen, bevor Sie einem Mann vertrauen. Oder dass Sie ihn auf Herz und Nieren durchleuchten und ihn über seine Vergangenheit, Gegenwart und Zukunft ins Kreuzverhör nehmen, bevor Sie Ihre schützende Deckung verlassen und sich verletzlich zeigen. Sie wollen ja schliesslich hundert Prozent sicher sein, dass er Ihnen nicht auch das Herz bricht wie die anderen Männer vor ihm. Nur hat der Mann, den Sie gerade kennengelernt haben, nichts mit den Männern aus Ihrer Vergangenheit zu tun. Sie wollen ja auch nicht, dass Ihnen der neue Mann an Ihrer Seite unterstellt, dass Sie ihn einmal wie eine Weihnachtsgans ausnehmen werden – eine unschöne Erfahrung, die er leider mit seiner Exfrau hatte. Zu Recht werden Sie darauf hinweisen, dass Sie nichts mit seiner Exfrau gemein haben.

Wenn Sie einen Mann so behandeln, als ob er Sie einmal verletzen wird, ist das für ihn abstossend.

Mit so einem unsicheren Verhalten, das Sie eigentlich vor künftigem Herzschmerz schützen soll, halten Sie sich nur die Männer vom Leib, die sich eine stimmige und gesunde Beziehung wünschen. Ein solcher Mann wird sich eine Frau aussuchen, die ihm das Gefühl gibt, dass sie ihm vertraut und weiss, dass er sein Möglichstes tun wird, um sie vor Glück strahlend zu sehen. Unter den Generalverdacht als potenzieller Mistkerl gestellt zu werden, gibt keinem Mann ein gutes Gefühl.

Unsicherheit zeigt sich auch in Form von Negativität.

Sie haben sicher schon mit einem Mann einen Abend verbracht, dessen Glas definitiv halbleer war. Dieser Mann beklagt sich über seine Arbeit und seinen unfähigen Chef. Dieser Mann befürchtet, dass er in der heutigen Wirtschaftslage seinen Job verlieren oder in zwanzig Jahren keine Rente mehr bekommen könnte. Dieser Mann zieht über seine Exfreundin her. Dieser Mann beklagt sich über einzelne Politiker, die Regierung und eigentlich das ganze Leben. Wenn Sie wieder zu Hause sind, kriechen Sie völlig ausgelaugt ins Bett. Solche Personen machen sogar noch weniger Spass als eine Wurzelbehandlung beim Zahnarzt. Wenn Sie sich selbst dabei ertappen, wie Sie dem Leben, der Liebe und den Männern gegenüber in eine Negativspirale abrutschen und bei Ihren Dates beispielsweise immer nach dem Haar in der Suppe suchen, dann sollten Sie sich noch einmal vor Augen führen, dass Sie mit Ihren Gedanken Ihre Realität erschaffen, die in diesem Fall garantiert nicht so aussehen wird, wie Sie sich dies wünschen. Ihre Ängste dem Leben und der Liebe gegenüber schützen Sie nicht vor weiteren Verletzungen, sondern ziehen weitere Verletzungen an. Für selbstbewusste Klassemänner werden Sie unattraktiv sein. Was Männer (und uns Frauen!) stattdessen magnetisch anzieht, ist eine positive Ausstrahlung voller Zuversicht, dass das Leben und Ihre nächste Liebesbeziehung legendär glücklich sein wird! Eine solche Frau trifft Mann liebend gerne wieder.

Haben Sie schon einmal einen Mann gekannt, der Ihnen jeden Wunsch von den Lippen abgelesen und Sie mit Hundeblick in den Augen angefleht hat, ihn bitte nicht zu verlassen? Wenn ja, dann haben Sie ihn garantiert verlassen, weil ein derart bedürftiger Mann Ihre Schmetterlinge im Bauch hat einschlafen lassen.

Hüten Sie sich davor, emotional bedürftig zu erscheinen!

Das Interesse eines selbstbewussten Mannes wird schwinden, egal, wie gut Sie aussehen oder wie toll Ihre Persönlichkeit ansonsten ist. Wenn Sie aufgrund Ihrer Vergangenheit als gebranntes Kind unsicher sind und beispielsweise nur darauf warten, dass sich die Geschichte wiederholen und auch er Sie verlassen wird, dann erschaffen Sie sich als geniale Realitätsgestalterin Ihre eigene selbsterfüllende Prophezeiung. Sie werden anfangen, die ewig gleichen Diskussionen mit Ihrem Partner zu führen, in denen er Ihnen versichern muss, dass er Sie von ganzem Herzen liebt und bei Ihnen bleiben wird. Seinen Beteuerungen zum Trotz werden Sie die Flöhe husten hören und von ihm immer weitere Bestätigungen seiner Liebe brauchen. Das sind keine Gespräche, welche die Intimität und das Vertrauen zwischen zwei Menschen erhöhen, sondern es sind ermüdende Diskussionen, die den Raum einnehmen, der früher für Verbindendes wie Spiel, Spass, Ausgehen und Sexualität reserviert war. Wundern Sie sich nicht, wenn er sich nach einer anderen Frau umsieht, mit der die Liebe einfacher ist und das Leben mehr Spass macht.

-- Traumfrau Tipp:

Seien Sie die Frau und handeln Sie wie die Frau, die hundert Prozent weiss, dass sie eine legendär glückliche Liebesbeziehung mit einem wundervollen Mann verdient hat. Seien Sie die Frau und handeln Sie wie die Frau, die ganz genau weiss, dass sie der ultimative Glücksfall für ihren Liebsten ist. Und Ihr Traumpartner wird Sie als genau diesen Sechser im Liebeslotto erkennen.

14.3.4 Suchen Sie sich einen glücklichen Partner

Wer ist für Ihr Glück verantwortlich? Ist es Ihr Liebespartner, von dem Sie erwarten, dass er Ihnen alles gibt, was Sie brauchen, um glücklich zu sein? Oder war es die Aufgabe Ihrer Eltern? Oder schulden Ihnen Ihre Kinder als Entschädigung, dass Sie sie auf die Welt gebracht und für sie gesorgt haben, das grosse Glück? Lassen Sie mich die Gegenfrage stellen, ob Sie die Bürde tragen wollen, für das Glück von jemand anderem verantwortlich zu sein, auch wenn Sie nicht immer wissen, was diese andere Person sich gerade wünscht oder braucht? Bevor Sie antworten, sollten Sie bedenken, dass Sie, wenn Sie für das Glück von jemandem verantwortlich sind, natürlich automatisch auch verantwortlich für das Unglücklichsein dieser Person sind. So gesehen, hört sich das definitiv etwas weniger reizvoll an! Es ist zwar romantisch, wenn sich ein Paar verspricht, alles dafür zu tun, um den anderen glücklich zu machen. Nur ist das völlig illusorisch. Wenn Ihr Gegenüber beispielsweise davon überzeugt ist, in der Liebe immer zu kurz zu kommen, dann können Sie noch so viel Liebe geben und Sie werden dieses scheinbare Manko doch nie auffüllen können. Dieses Defizit kann nur diese Person selbst auffüllen, indem sie es sich zur Gewohnheit macht, sich geliebt zu fühlen. Mit dem Glücklichsein ist es dasselbe: Der einzige Mensch, der dafür sorgen kann, dass er glücklich ist, ist dieser Mensch selbst. Es hört sich jetzt vielleicht etwas abgebrüht an, aber in Bezug auf die Liebe heisst das für Sie, dass Sie sich besser einen Partner aussuchen, der bereits glücklich ist und sich selbst wertschätzt und liebt - und keine Person, die sich ungeliebt fühlt, die Sie aber mit Liebe überschütten und aus ihrem Unglück erretten wollen. Sie können es nämlich nicht! Ausserdem hat nur ein glücklicher Partner die Fähigkeit, sein Glück mit Ihnen zu teilen.

14.4 Weshalb Selbstliebe, Selbstverantwortung und Selbstbewusstsein in einer Beziehung so verflixt sexy (und wichtig!) sind

Wenn Sie Ihr Leben mit Selbstverantwortung führen, dann sind Sie sich bewusst, dass die Situationen, die sich Ihnen präsentieren, nicht schwarz-weiss sind. Sie sind sich bewusst, dass Sie Ihre Anteile in jeder Geschichte haben. Sozusagen in guten wie in schlechten Tagen. Sie wissen, dass Sie kein Opfer der Umstände, eines schlecht gelaunten Universums oder der bösen Männerwelt sind, sondern dass Sie es selbst in der Hand haben, Ihr Leben in die gewünschte Richtung zu verändern. Sie wissen, dass Sie die unübertroffen geniale Schöpferin Ihrer Realität sind und die Macht haben, sich das zu geben, was Sie sich am meisten wünschen. Wenn Sie und Ihr Partner selbstverantwortlich leben, wird es für Sie kein *blame game* geben, kein Hin und Her von Schuldzuweisungen, die nur verletzen und nirgends hin führen. Wenn Sie Selbstverantwortung leben, wissen Sie, dass es Ihr Job ist, sich alles zu geben was Sie brauchen, um glücklich zu sein. Das beinhaltet, dass Sie Ihrem Liebsten gegenüber Ihre gesunden Wünsche und Bedürfnisse frühzeitig ausdrücken, denn er muss, wie schon an anderer Stelle gesagt, kein Gedankenleser sein. Als selbstverantwortliche Frau werden Sie Ihrem Liebespartner eines der grossten Geschenke machen, die es gibt: Sie befreien ihn von der Fussfessel, für Ihr Glück (und Ihr Unglücklichsein) die Verantwortung zu tragen. Eine gute Portion Selbstliebe und ein gesundes Selbstbewusstsein, das seine Wurzeln in Ihrem Innern hat, ermöglichen Ihnen, gelassen, lebensfroh und glücklich zu sein, auch wenn er einmal mit dem linken Fuss aufgestanden ist. Sie zweifeln nicht gleich an seiner Liebe oder stellen Ihre Beziehung in Frage, wenn er mal nicht so gut drauf oder mehr als sonst mit sich selbst oder seinem Job beschäftigt ist.

Dadurch entlasten Sie sich selbst, weil Sie wissen, dass Sie immer noch die einzigartig wunderbare Traumfrau sind, die Sie am Abend zuvor schon waren. Und Sie entlasten ihn, weil Sie ohne Drama zulassen, dass er, wie jeder andere Mensch, einen schlechten Tag oder eine herausfordernde Zeit haben darf. Er wird Sie auf Händen tragen, weil Sie ihm mit Ihrem Selbstbewusstsein ermöglichen, ganz entspannt sich selbst zu sein.

Selbstliebe und Wertschätzung für all das, was Sie heute sind, ein gesundes Selbstbewusstsein und Selbstverantwortung werden Sie magnetisch anziehend, sexy und begehrenswert machen. Praktizieren Sie diese wunderbaren drei „S" und ich garantiere Ihnen, dass Sie damit nicht nur einen Meilenstein für eine legendär glückliche Liebesbeziehung legen, sondern dass Sie damit auch die Basis für ein köstliches Leben schaffen. Für nichts weniger, als das, sind Sie auf diese Erde gekommen.

Meine brandneue, *geschlossene* Facebook Gruppe *„Glück Hoch 2"* ist genau richtig für Sie, wenn Sie die Aufgaben in diesem Buch gemeinsam mit einer smarten Traumfrau Kollegin durcharbeiten wollen.

„Glück Hoch 2" ist meine ganz neue, ***geschlossene*** Facebook Gruppe für smarte single Berufsfrauen, Ihr sicheres Gefäss, in dem Sie meine Unterstützung bekommen und mit anderen Traumfrauen clevere Online Partnersuche und das richtige Mindset trainieren können.

Mehr Infos bekommen Sie hier:

www.rosemarieballmer.ch/fb

15
Schlusswort

„Es gibt nur zwei Tage im Jahr, an denen man nichts tun kann.
Der eine ist Gestern, der andere Morgen.
Dies bedeutet, dass heute der richtige Tag zum Lieben,
Glauben und in erster Linie zum Leben ist."

Dalai Lama

Herzlichen Dank, dass Sie mein Buch gelesen haben!

Jetzt ist es an der Zeit zu handeln, das umzusetzen, was Sie im Buch inspiriert hat, und Ihren Lebenstraum von der grossen Liebe zu verwirklichen. Wenn Sie so weit gekommen sind, wollen Sie das Buch nicht einfach zur Seite legen und zur Tagesordnung übergehen. Ich kenne die Verlockung, lieber doch darauf zu hoffen, dass Sie Ihrem Liebsten auf andere Art begegnen und nicht online gehen müssen. Ich kenne auch die Verlockung, Ihr Lebenstraum Projekt erst morgen, am Wochenende oder in Ihren nächsten Ferien anzugehen. Schliesslich habe ich lange genug in Ihren Schuhen gesteckt. Ich kann Ihnen jedoch versichern, dass es sich lohnt, diesen Lockrufen zu widerstehen und zum Abenteuer Online Partnersuche heute noch ein lautes und deutliches Ja zu sagen. Sie könnten durchaus Spass daran finden, und der Preis, der lockt, der ist ach so lohnenswert! Noch einmal, ich schätze es wirklich sehr, dass Sie sich die Zeit genommen haben, mein Buch zu lesen. Aber das Lesen alleine wird Sie wahrscheinlich nicht zu Ihrem Traumpartner führen.

Kennen Sie Albert Einsteins Definition des Wahnsinns?

„Wahnsinn ist,
immer und immer wieder das Gleiche zu tun
und neue Ergebnisse zu erwarten."

Natürlich sind Sie nicht wahnsinnig! Ich will Ihnen nur etwas provokativ vor Augen führen, dass Sie realistischerweise keine anderen Ergebnisse erwarten dürfen, wenn Sie einfach so weitermachen wie bisher. Deshalb sollten Sie das umsetzen, was Sie in meinem Buch inspiriert hat. Inspiration ist Ihr persönlicher Wegweiser zum Glück. Dass Sie diesen besonderen Menschen finden, ist Ihr berechtigter Wunsch und ein absolut gesundes Bedürfnis. Ich habe dieses Buch für Sie geschrieben, damit sich Ihr Lebenstraum von einer langfristig glücklichen Liebesbeziehung mit Ihrem Traumpartner schon bald erfüllt. Jetzt sind Sie an der Reihe!

Wenn Sie jetzt inspiriert und zielgerichtet handeln, wird sich Ihr Leben auf wunderbarste Weise verändern, genauso, wie Sie sich dies schon so lange wünschen.

Ich weiss, dass diese Reise zu Ihrem Traumpartner am Anfang wie ein unüberwindbarer Berg aussehen kann. Ich weiss auch, dass Sie auf Ihrem Weg zum Mann Ihres Lebens möglicherweise straucheln werden oder zu zweifeln beginnen, ob Sie Ihren Liebsten wirklich finden können. Sie wissen, dass ich selbst mehrmals an diesem Punkt stand. Deshalb habe ich meine *geschlossene* Facebook Gruppe *„Glück Hoch 2"* gegründet. Sie bekommen dort nicht nur meine besten Tipps und Tricks, sondern Sie haben die Möglichkeit, Unterstützung von anderen smarten Berufsfrauen zu bekommen. Treten Sie meiner geschlossenen Facebook Gruppe bei, vernetzen Sie sich mit anderen smarten

Berufsfrauen, und stellen Sie Ihr eigenes Support Team auf die Beine. Suchen Sie sich zum Beispiel eine Traumfrau Freundin und unterstützen Sie sich gegenseitig auf Ihrem Weg zu Ihrer grossen Liebe. Nehmen Sie sich dazu pro Woche einen Insidertipp vor und arbeiten Sie die Aufgaben in diesem Buch gemeinsam durch. Mit einer Traumfrau Freundin werden Sie mehr Spass haben und garantiert nicht aufgeben. Oder posten Sie in der Facebook Gruppe Ihren Online Dating Profiltext und bitten Sie andere smarte Berufsfrauen um ein Feedback, um sicherzustellen, dass Ihr Profil wirklich unwiderstehlich ist.

Sie sind jetzt bestens vorbereitet, um Ihren Traumpartner zu finden. In meinem Buch habe ich Ihnen die unbestreitbaren Vorteile der Online Partnersuche aufgezeigt. Nach der Lektüre dieses Buches wissen Sie, wie Sie die drei grössten Fehler vermeiden, die Sie immer einen frustrierenden Schritt von Ihrem Traumpartner entfernt halten.

Sie können sich jetzt eine richtig grosse Vision und eine fantastische Intention erschaffen, die Ihr Nordstern sein wird. Und Sie haben nun die Mittel, um sich für die Online Partnervermittlung zu entscheiden, die zu Ihnen passt.

Als besonderes Highlight haben Sie die Mittel in der Hand, für sich ein unwiderstehliches und authentisches Profil, ein absolutes Hammerprofil, zu erstellen, das Sie aus der grossen Masse der 08/15 Profile der übrigen Frauen hervorhebt und diejenigen Männer anzieht, die zu Ihnen passen.

Ich habe Ihnen gezeigt, wie Sie auf clevere Art und Weise Partneranfragen beantworten und selbst Männer anschreiben können, so dass der Austausch Ihnen beiden Spass macht und erst noch dabei hilft, dass Ihre Inbox nie leer sein wird.

Sie wissen, wann es Zeit für einen Telefonanruf und wann es Zeit für ein erstes Date ist. Sie sind bestens auf Ihr erstes Date vorbereitet und können beurteilen, ob Sie sich mit einem Mann für ein zweites Date verabreden sollten oder nicht. Und schliesslich wissen Sie, ob er der Richtige für Sie ist oder nicht.

Zum Schluss habe ich Ihnen im Bonusteil dieses Buches die drei heissesten „S" präsentiert und Ihnen aufgezeigt, weshalb Selbstliebe, Selbstverantwortung und Selbstbewusstsein in einer Beziehung so verflixt sexy (und wichtig!) sind. Sie wissen nun, wie zentral wichtig Ihre Denkweise, also Ihr Mindset, ist, und wie Sie das Gesetz der Anziehung zu Ihrem Vorteil nutzen.

Sie kennen jetzt meine „Glück^2 Erfolgsformel" und wissen, wie Sie clevere Online Partnersuche mit dem richtigen Mindset verbinden. Machen Sie sich mit Zuversicht und Vorfreude auf den Weg zu Ihrem Klassemann, Ihrem grossartigen Lebens- und Liebespartner. Ich habe mein Wissen mit Ihnen geteilt. Jetzt sind Sie an der Reihe! Denn die Umsetzung ist etwas, das ich Ihnen nicht abnehmen kann. Ich weiss, dass Sie Ihren wundervollen Traummann finden werden, wenn Sie jetzt dranbleiben. Ich wünsche Ihnen von Herzen, dass die nächsten Monate nicht nur zu den besten Ihres Lebens zählen, sondern dass dies erst der Anfang Ihrer erfüllend köstlichen Liebesbeziehung und Ihres erfüllend köstlichen Lebens ist!

Alles Liebe

Ihre Rosemarie Ballmer

16

Hilfreiche Ressourcen

Diese Hilfreichen Ressourcen umfassen eine willkürliche Auswahl von Begriffen sowie die Links zu den in diesem Buch beschriebenen Online Dating und weiteren Seiten.

Abraham Hicks	Das Original, wenn es um das Gesetz der Anziehung geht www.abraham-hicks.com
AcademicPartner	www.academicpartner.ch www.academicpartner.de www.academicpartner.at
be2	www.be2.ch www.be2.de www.be2.at
eDarling	www.edarling.ch www.edarling.de www.edarling.at

ElitePartner	www.elitepartner.ch www.elitepartner.de www.elitepartner.at
Gordischer Knoten	Der Ausdruck bezeichnet ursprünglich kunstvoll verknotete Seile, die einer griechischen Sage nach am Streitwagen des phrygischen Königs Gordios befestigt waren. Heute bedeutet die Redewendung „den gordischen Knoten durchschlagen“ oder „den gordischen Knoten lösen“ die Überwindung eines schwierigen Problems mit energischen beziehungsweise unkonventionellen Mitteln.
Intention	Eine Intention ist eine absichtliche, bewusste Ausrichtung auf ein bestimmtes Ziel. Ein Beispiel finden Sie im Insidertipp zwei.
Parship	www.parship.ch www.parship.de www.parship.at
Photo Booth	Eine App auf dem Mac, perfekt für witzige Schnappschüsse und kurze Videos.

Rosemarie Ballmer	www.rosemarieballmer.ch www.rosemarieballmer.ch/blog www.siesuchtihnbuch.ch www.facebook.com/rosemarieballmer. coaching
Singlebörsen- vergleich	www.singleboersen-vergleich.ch www.singleboersen-vergleich.de www.singleboersen-vergleich.at
Soulmate	Im heutigen Sprachgebrauch bezeichnet „Soulmate“ üblicherweise einen Partner in einer romantischen Beziehung mit der zusätzlichen Implikation einer exklusiven lebenslangen Verbindung. Das Wort „Soulmate“ wird weniger gebraucht als andere Begriffe in diesem Zusammenhang. Es ist ein sehr vielseitiger Begriff. Ich verwende ihn hier in der Bedeutung als stärkste Verbindung, die eine Person mit einer anderen erreichen kann.

9 783952 452806

Printed by BoD™in Norderstedt, Germany